ナイチンゲール生誕200年記念出版

ナイチンゲールの越境 7

創《つ》造《く》られたヒロイン、ナイチンゲールの虚像と実像

【伝記】

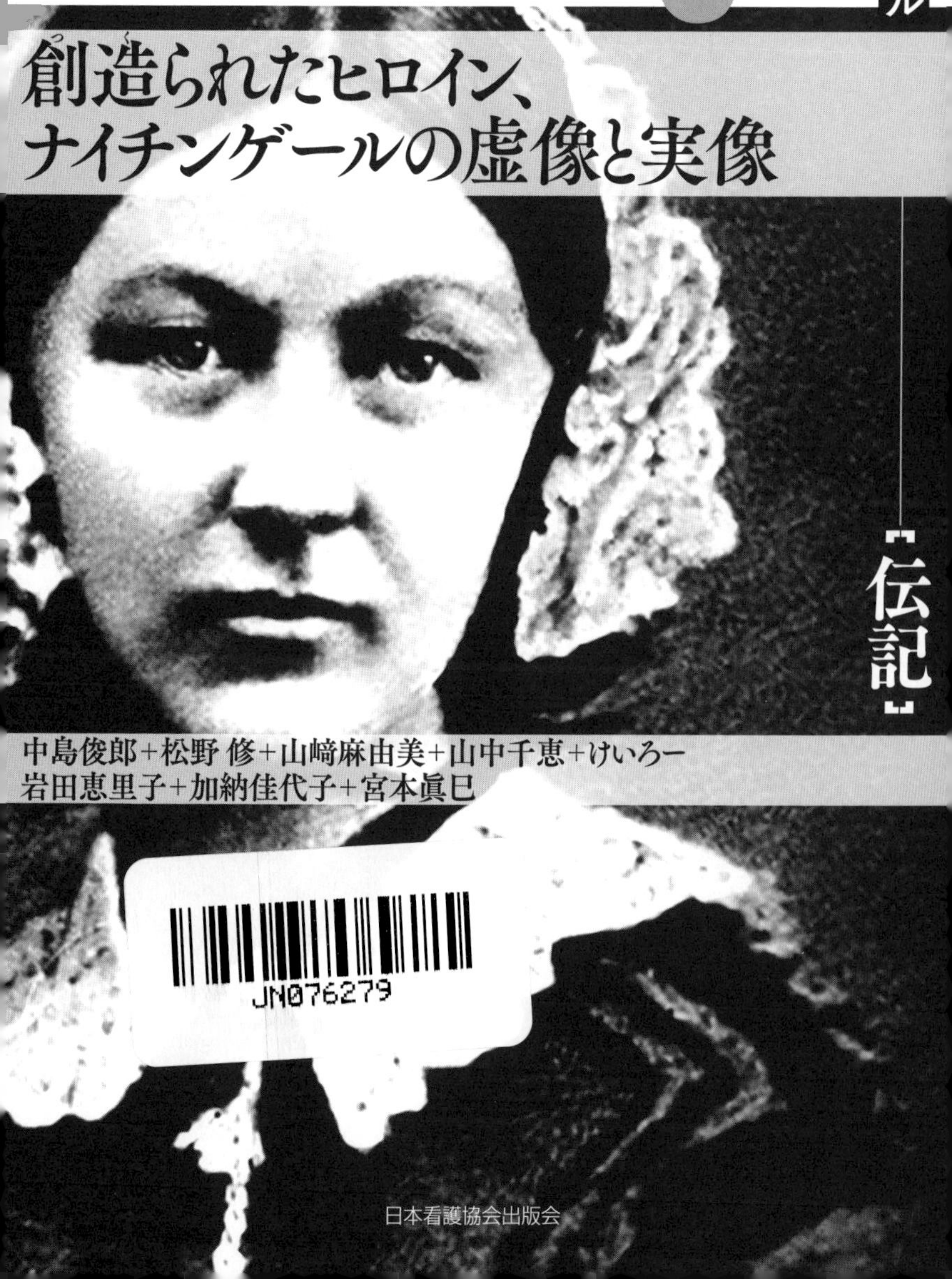

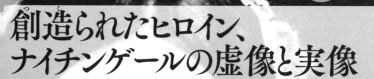

中島俊郎＋松野 修＋山﨑麻由美＋山中千恵＋けいろー
岩田恵里子＋加納佳代子＋宮本眞巳

日本看護協会出版会

「フローレンス・ナイチンゲール」――日本人で彼女の名前を聞いたことのない人はいないのではないでしょうか。彼女はヘレン・ケラー、マリー・キュリーと並ぶ子ども向け伝記には欠かせない歴史上のヒロインであり、歴史の教科書にも登場するおなじみの人物です。では、ナイチンゲールは何をした人でしょうか？「戦場に赴き、瀕死の兵士たちをランプを持って夜な夜な見廻り看病した看護師」というのは誰もがすぐに思い浮かぶことでしょう。「白衣の天使」「ランプを持ったレディ」「聖母」という定番のイメージもそこから生まれました。しかし、三十六歳のときにクリミア戦争から帰還して以降、九十歳で亡くなるまでの五十四年間、ナイチンゲールが何をしていて、どんなことを成し遂げたかを知る人は多くはないかもしれません。

時代とともに、伝記に描かれたナイチンゲール像は変化してきました。かつては「女らしい優しさ」「献身」「従順」「博愛」「慈悲」「謙虚」など、社会規範・ジェンダー規範のお手本として為政者に都合のよい人物として描かれたこともあったナイチンゲールは、やがて「自立した女性」「行動家」「信念の人」へと、そしていまや目的のためには手段をいとわない「戦う烈女」へと変貌を遂げました。

本書では伝記に描かれたナイチンゲールの虚像と実像について、古今東西の大人向け・子ども向け伝記、サブカルチャーなどを通して考察します。

（編集部）

目次

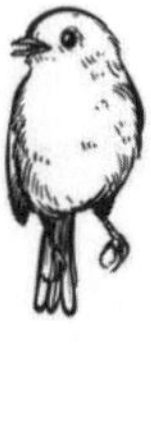

フローレンス・ナイチンゲールと伝記

中島 俊郎

中島 俊郎　なかじま・としろう

甲南大学 名誉教授

一九四九年生まれ。甲南大学大学院人文科学研究科英文学専攻博士課程単位取得。オックスフォード大学コーパス・クリスティ・カレッジ研究員（一九九七～九八）。甲南大学文学部助教授を経て、一九九三年に同教授。専門は英文学。二〇一九年より日本ヴィクトリア朝文化研究学会会長。

主な著書・訳書：『英国流 旅の作法―グランド・ツアーから庭園文化まで』（講談社学術文庫）、『オックスフォード古書修行―書物が語るイギリス文化史』（NTT出版）、『歴史と文学―近代イギリス史論集』（キース・トマス著、編訳）（みすず書房）、『英文学論集』全十巻（マリオ・プラーツ編、編纂）（ユーリカ・プレス）、『暮らしのイギリス史―王侯から庶民まで』（ルーシー・ワースリー著、共訳）（NTT出版）など。ナイチンゲールの越境シリーズに「フローレンス・ナイチンゲールとヴィクトリア朝」「ナイチンゲールのグランド・ツアー」（4：時代）、「アレクシス・ソイヤーとナイチンゲール」（6：戦争）を執筆。

フローレンス・ナイチンゲールは十九世紀イギリス史の中で最も有名な女性である。若い頃から新聞、雑誌などの活字媒体で報道対象となり、図版が紙面に盛んに掲載され始めた時期と軌を一にしており、視覚面でも強く訴える人物像となった。人物像を伝える伝記が文学の有力な部門であるイギリスにおいて、家庭に収まるべき女性が戦場で兵士のように活躍し、国家の威信を守り、看護・医療問題、病院の運営から軍の衛生問題という国家的な議論にまで深く関与したナイチンゲールは英雄視され伝記対象であり続けた。その結果、数多くの伝記作品が書かれたため、ナイチンゲールという実像は虚像の影に覆い隠され、変形され、逆に虚像が実像となりかねない傾向を生んでしまった。

そうした伝記群の中で、ジャーナリスト、エドワード・クックの『ナイチンゲール伝（The Life of Florence Nightingale）』[1]（1913）は今日でも標準的伝記とされている。リットン・ストレイチー自身が明言しているように、この『ナイチンゲール伝』を踏まえて、『ヴィクトリア朝偉人伝（Eminent Victorians）』[2]（1918）の一篇である「ナイチンゲール伝（Florence Nightingale）」は書かれたのである。ストレイチーの伝記はイギリスの長い伝記ジャンルの伝統に革命を起こした作品となった一方、ナイチンゲール評価において、「聖女」から「使命にかられた烈女」という価値転換を促した。

本稿では、ナイチンゲール像を形成するのに大きく寄与した代表的な伝記を取り上げる。まず、クックがどのような伝記観でもって『ナイチンゲール伝』を書いたのかを検討し、ストレイチーがクックから何を吸収し、革新的な「ナイチンゲール伝」を書き得たのかを追究してみたい。

聖女伝説の誕生

ナイチンゲールは、まだ人物評価が定まらない若い頃から伝記の対象になっていた。それもヴィクトリア朝という時代が要請した英雄の伝記において、である。

クリミア戦争の最初の戦闘であるアルマの戦い（一八五四年九月二〇日）が勃発した直後に書かれた伝記記事[3]には、すでに詳しいナイチンゲールの伝記が紹介されている。「英国婦人家庭雑誌」（1854）に掲載されたこの記事は無署名であるが、夫サミュエル・ビートンとともに当該雑誌の編集をしていたビートン夫人の手になる可能性が高い。ビートン夫人はナイチンゲールを高く評価し、尊敬していたからである。この記事が重要な意味をもつのは、将来にわたりあまた書かれるナイチンゲール伝の母型を明示しているからである。それはヴィクトリア朝を代表する女性であり、国家の英雄像を強く打ち出しているゆえである。

「英国婦人家庭雑誌（*The Englishwoman's Domestic Magazine*）」

　まず、記事「フローレンス・ナイチンゲール」は、戦争に何一つ利点などないが、階級を越えて、イギリス国民が「一つの思想と一つの心」のもとに国家の結束をみることが利点といえば利点ではないのか、とクリミア戦争への参戦を是認しようとする。そうした結束を一身に体現した存在こそフローレンス・ナイチンゲールであり、「平和のために献身する姿は模範とすべきであり、何世紀にもわたり称賛に値する」ものである、と称える。[4] こうした記述は英雄像を創出するのにふさわしい基盤となるのである。国家の中心となり、求心力となるのだから。

　そして記事は、この女性がいかなる環境から生まれてきて、どのような資質を備えていたのかを伝記的に紹介していく。フローレンスは「ハンプシャーのエンブリー・パークとダービーシャーのリー・ハーストの広大な屋敷の主であるウィリアム・ショア・ナイチンゲール夫妻の末娘で、共同相続人」の一人である、と高貴な社会身分を伝え、「ギリシャ、ラテンの古典のみならず高等数学、芸術、科学、文学全般の知識」にも優れていて、「フランス語、ドイツ語、イタリア語を母国語と同じように流暢に話し」、旅行では「ヨーロッパ諸国のみならずナイル川の最奥の峡谷まで遡行した」という体験に基づく広い見聞を修めていた、という。

　ところがナイチンゲールはこうした高い階級の女性が志向する進路にはまったく見向きもせず、病人、弱者の救済に向かったのである。「幼い頃から弱者、虐げられし者、貧しき者、苦しんでいる者、心すさんだ者」に対する切なる愛情を忘れず、その後もリー・ハーストとエンブリー周辺の学校、救貧院を訪れ、教師を務め、困窮者を慰め、救済する活動に着手した。やがて活動は地元だけではなく、ロンドン、エディンバラ、ヨーロッパの学校、病院、矯正施設にまで拡張されていった。イギリス国民が万国博覧会（一八五一年）の休暇を楽しんでいたとき、ナイチンゲールはドイツの病院で研修にいそしんでいたのであった。その後もナイチンゲールは困窮者がいる施設の外に出ることはめったになく、手を動かしていればそれは手紙か処方箋を書いているのであり、行動を認めれば看護に邁進しているような生活を送っていた。時に重圧のためナイチンゲールの「健康は悪化したが、新鮮な空気を少し吸えば回復し、その尽力により破綻しかけていた施設は救われた」のである。

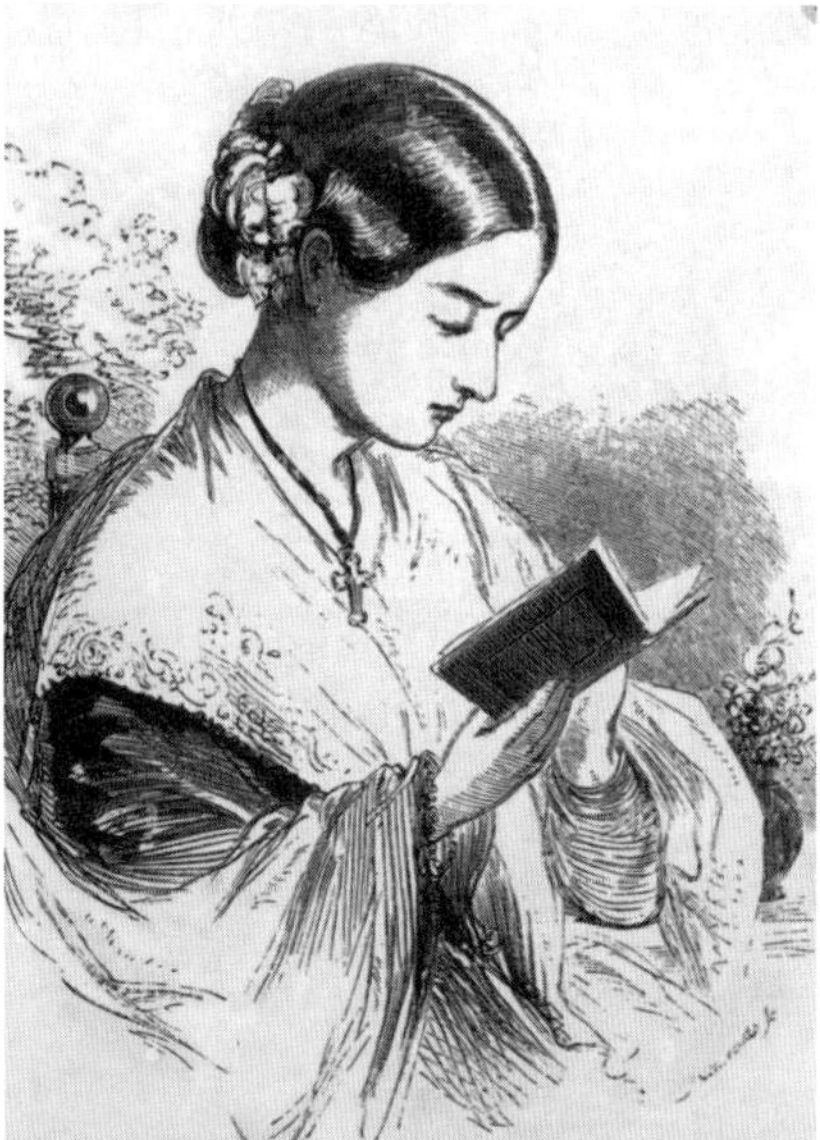

図1　ナイチンゲールの伝記記事に添えられた肖像画
（*The Englishwoman's Domestic Magazine*, Vol.3, p.289, 1854）

　こうしたナイチンゲールのもとに、クリミアの戦場から悲痛な叫びが伝わってきた。国民の間に救援に駆けつけようとする熱望が即座にわき起きたが、ナイチンゲールは「未熟な熱意はかえって害になるだけで、また組織化されていない看護婦が大勢いると、かえって混乱を来たすことになる」と危惧していた。つまり「この崇高な衝動が、それを導く頭脳と手と心を欠いたために失敗しないか」と、心配したのである。

クリミアにおける「イギリスの傷病兵、兵士、水兵のための看護施設全体を構築し、管理する」任を政府から託されたナイチンゲールは、戦場の凄惨な現実から逃げ出さず果敢にも引き受け、自らの指揮統制力を広く発揮する場が開かれたのである。本論を読者が読んでいる今、ナイチンゲールは「女性の最も神聖な慈善行為を施している」と称えている。その献身的な活動を支えるのは「広くて高い純粋な精神」であり、フローレンス・ナイチンゲールほど「高い頂点に立ち、イギリスが最も誇る気高く純粋な女性はいない」と、最大限の賛辞を呈して伝記を締めくくっている。[5] そしてページ大のナイチンゲールの肖像が添えられている（**図1**）が、何をも貫徹する強い意志は聖女のような清純さの中に隠され、清楚な若きイギリス女性が描かれている。こうした図像は「ランプを持つ女性」像へと、いとも容易に連動していくのである。

追悼文

ナイチンゲールが逝去したとき、「タイムズ（*The Times*）」紙（一九一〇年八月一五日号）は「フローレンス・ナイチンゲール――病院看護の改革者、英国史のヒロインの一人」という見出しのもと、長文の死亡記事を掲げた。追悼文はクリミア戦争での活躍から晩年の仕事、著述まで、伝記的な事実を正確かつ詳細に提供している（図2）。

そこでは、伝記的な誤認がいかに修正訂正されていくかという興味深い経緯を伝えている。追悼文によれば、一八五四年一〇月一九日付の「タイムズ」紙は「ナイチンゲール夫人が国費でスクタリに同行する看護婦を組織した」と報道したが、数日後、「ナイチンゲール夫人（"Mrs" Nightingale)」ではなく「ナイチンゲール嬢（"Miss" Nightingale)」であると判明し、「イグザミナー（*The Examiner*)」紙は「ナイチンゲール嬢とは誰か」という見出しの記事を掲載し、業績、経験、人格の気高さを伝えている。こうした伝記的な事実の修正から、将来にイギリスで最も有名になる女性も、この時点では無名に近かったことがわかるのである。数々の神話、伝説から脱却し、事実に基づき客観的な人物像を描こうとしたのがクックの伝記であった。

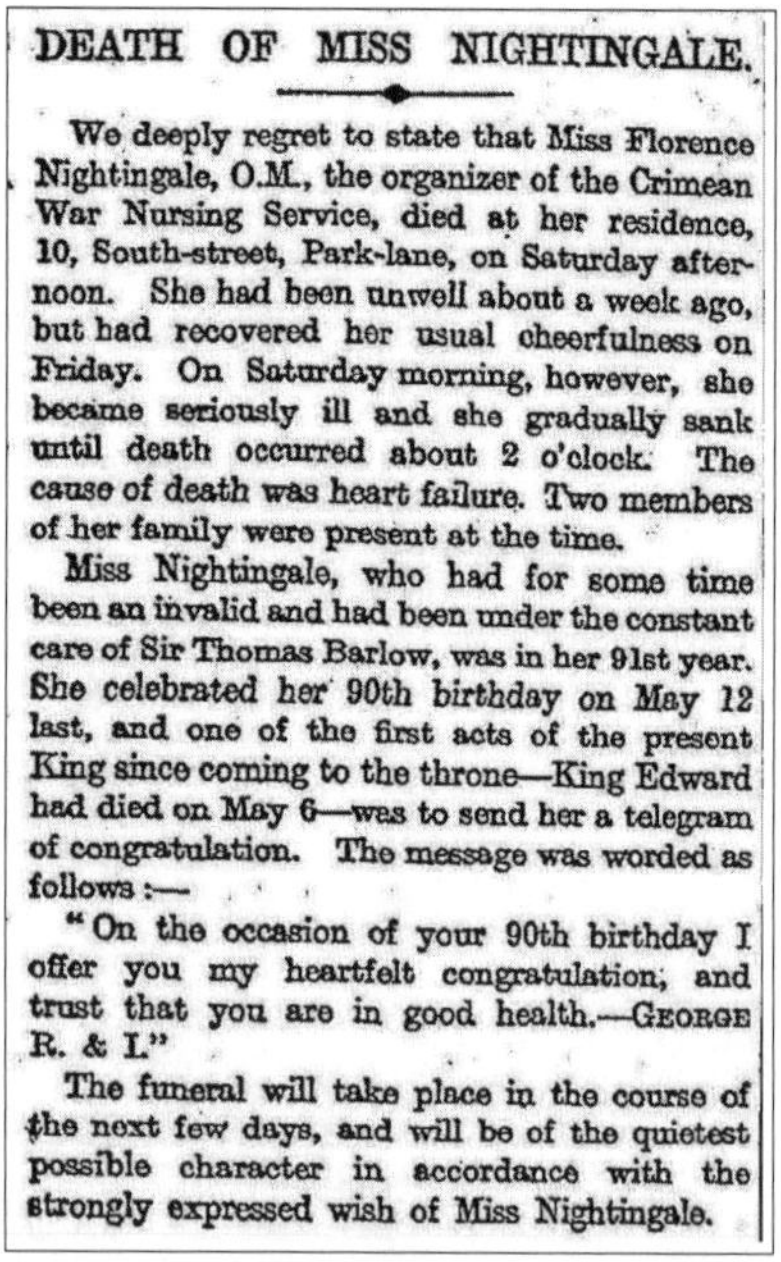

DEATH OF MISS NIGHTINGALE.

We deeply regret to state that Miss Florence Nightingale, O.M., the organizer of the Crimean War Nursing Service, died at her residence, 10, South-street, Park-lane, on Saturday afternoon. She had been unwell about a week ago, but had recovered her usual cheerfulness on Friday. On Saturday morning, however, she became seriously ill and she gradually sank until death occurred about 2 o'clock. The cause of death was heart failure. Two members of her family were present at the time.

Miss Nightingale, who had for some time been an invalid and had been under the constant care of Sir Thomas Barlow, was in her 91st year. She celebrated her 90th birthday on May 12 last, and one of the first acts of the present King since coming to the throne—King Edward had died on May 6—was to send her a telegram of congratulation. The message was worded as follows :—

"On the occasion of your 90th birthday I offer you my heartfelt congratulation, and trust that you are in good health.—George R. & I."

The funeral will take place in the course of the next few days, and will be of the quietest possible character in accordance with the strongly expressed wish of Miss Nightingale.

図2 「タイムズ」紙に掲載されたナイチンゲールの死亡記事
この後に長文の追悼文が続く。
（*The Times*, August 15, 1910 / Bradford Timeline at Flickr）

クックの『ナイチンゲール伝』

伝記作家としてのクック

エドワード・クックは、ヴィクトリア朝を代表するジャーナリストの一人である。その『ナイチンゲール伝』は初版が一九一三年に出て、一九一四年にも版が重ねられ、一九二五年には、ナイチンゲールの姪であるロザリンド・ナッシュ（1862-1952）が訂正した簡略版が出ている。クックの『ナイチンゲール伝』は標準的な伝記であり、今日でも刊行され、読み継がれている。

クックは、『ナイチンゲール伝』のほかに多くの伝記を書いており、ジャーナリストの『エドモンド・ギャレット伝』（1909）、タイムズ紙の編集者である『ジョン・ディレイン伝』（1916）などを執筆し、ナショナル・ギャラリーの絵画を論評し、イギリス帝国主義を擁護する論客でもあった。美術批評家ジョン・ラスキンに私淑していて、その「索引」だけでも博士号に相当すると称揚された、今日でも完璧な編集と謳われる『ラスキン全集』（全三十九巻）を編纂した主幹であり、『ジョン・ラスキン伝』（二巻）（1911）も書いている。[6]

クックの伝記論

『ナイチンゲール伝』がどのような視点でもって、いかに書かれたのかは、クック自身が書いた「伝記論」がより雄弁に語ることになるであろう。では早速、その所論に注目してみよう。

クックによれば、多くの伝記がその対象者の死後、それほどの時間をおかずに書かれている。確かに故人に対する記憶が生々しく、伝記の資料には事欠かない。友人に委託して編纂者がまとめる伝記も多々ある。絵画にたとえるならば、個人が書こうが、多数に寄稿してもらおうが、目や口や鼻を個別に集合させても肖像画にはならず、せいぜい似顔絵くらいしかできない。個人的な知識が十分にあれば伝記が出来上がると思うのは、はなはだしい誤謬である。友人に新鮮な記憶を提供してもらい、それらを全体に融合させようとしても、それは至難の技で、溶解して一つの形に統合しない。多様な記憶を融合させて伝記に一貫した展開をもたせなくては、伝記作品とはならないのである。[7]

J・G・ロックハート（1794-1854）の『ウォルター・スコット伝』（1837-38）は上質な文豪の伝記とみなされているが、ラスキンのようなスコット愛読者は、「ロックハートは、最も知りたい些事についていつも考えられないほど沈黙する」と不満をもらしている。伝記作者は義理の息子で、多くの親密な事実を知悉《ちしつ》し、その伝記は日記、書簡で埋め尽くされている。それでいてスコット自身について読者は何も深めることができない。これはどうしたことであろうか。あり余る資料を統合できず一つの形を創造できなかったロックハートは、優れた伝記作者ではなかったことを意味する。

反対にジェイムズ・ボズウェル（1740-95）の『サミュエル・ジョンソン伝』（1791）は、英語で書かれた最高の伝記であると異口同音に評価されている。酔漢で好色な伝記作家ボズウェルがこのような傑作を物することができたのは信じ難いことである、という批判が絶えず付きまとってきた。作者がどんな人格を備えていようとも、ボズウェルは伝記がどのように書かれなくてはならないのかを熟知していた。つまり、何が興味深く、特徴的であるかを直感的に理解しており、どのように選択、計画、提示するかを知り抜いていたのである。ボズウェルがジョンソンの会話を文字どおり報告したこと、取材者の精神でもって取材したことがこの伝記の大きな特徴であると言われているが、伝記に現れているジョンソンの問答、会話、見解は見事なまでに整理され、表現されている。つまり、ボズウェルは事実をありのまま伝えた取材者ではなく、資料を妙味に構築した秀逸な伝記作家であったのである。▼8

クックによれば、伝記とは芸術であり、その条件と法則は「簡潔さ」に求めなければならないとする。帝政ローマの政治家で伝記作者タキトゥスは簡潔な伝記を書いたのだが、それは伝記ではなく歴史を書いていたからである。古代ギリシャの著述家プルタークが書いた有名な『英雄伝』は、ある比較基準では短くても、別の基準では長い。個人的な伝記ではなく、集団的な伝記を書いていたからである。伝記の長さ、短さは主題の重要性や適切な資料の量だけでなく、芸術作品としての構成に関係しているのである。伝記という芸術作品に適用される適切な基準は、長短ではなく関連性にもって考えるのが妥当である。▼9

クックに従えば、人の美徳や悪徳を判断できるのは、優れた業績のみから見出されるわけではない。些細な何気ない行動、舌足らずの言葉、悪ふざけの冗談などがその人物の性格を見極める基準になり得るのである。よって伝記の本質的なことは、ある行動とある行動の関係を明らかにすることにある。そして人物を前面に押し出し、出来事や行動、状況といった背景から人物として際立たせることこそ、伝記作家の最大の任務であり、同時にそれは最大の障壁にもなるのである。そしてそうした考えに立ち、クックは「人物を前面に押し出し、出来事や行動、状況の背景から人物として際立たせること、それが伝記作家の本質的な任務である」とし、同時に「それは最大の難関でもある」と考えていた。[10] 伝記を執筆する前にクックは、「伝記作者は対象である個人の性格に精通していなければならない。あのプルタークの言葉を忘れてはならない。伝記作家は歴史ではなく、人生を書くのだ」、さらに「すべての人間には友人、敵対する人、自分自身から見える三態がある。伝記作家はあらゆる要素を考慮し、凝縮することで、真実を追求しなければならない」とし、そして「伝記作家の目的は、秩序立った印象を与えることであって、万華鏡のような効果をもたらすことではない」と結論づけている。クックの『ナイチンゲール伝』は以上のような伝記観のもと、書かれたのである。

『ナイチンゲール伝』の評価

当初、クックは扱う資料が医療、衛生という、それまでなじみのない領域を詳しく論じなければならず、ナイチンゲールの伝記に着手するのには逡巡していた。一九一三年、浩瀚《こうかん》な伝記が出版されたが、それは今日でも標準的な伝記として認められている。クックはこの伝記を読んだ一人の女性（C・H・カラザース夫人、旧姓ヴァイオレット・マーカム）の読後感を尊重し、最良の批評として大切に保存していた。その手紙（一九一五年八月八日付）には、クックの意図を理解し、期待した反応が認められていたのである。

これほどまでに私を夢中にさせた伝記があったでしょうか。長い本だが、正直に言って、退屈な行文、不必要な叙述はまったく見当たりません。ナイチンゲールの人間性がいかに私をとらえたことでしょうか。伝記からは多くの憶測が生まれますが、それも伝記を読む醍醐味です。私が知る彼女は若くはありませんでしたが、老婆だったのでしょう。重苦しい使命感は、手紙のユーモアや軽妙さと奇妙に相反しているのはどうしたわけでしょうか。策士であることは間違いありません。あの寝室から王室委員会を操作していたのですから。あの手腕にはフェビアン協会のベアトリス・ウェッブさえ羨望を覚えたでしょう。だが、なんという人生だろう。男性は女性よりも容易に成功、名声を手中に収めることができます。寝室に引きこもる必要などありません。男性は、自分の仕事が家族や社会とのつながりと相容れないと感じることはないでしょう。しかし、小説家シャーロット・ブロンテ、ジョージ・エリオット（メアリー・エヴァンス）、フローレンス・ナイチンゲールといった才能あふれる女性たちは、なんと悲劇的なのでしょうか。あなたが引用された「幸福、汝、人を滅ぼし、人を堕落させるものよ」という言葉は、私には痛切に響きます。そうした考え方はまったく間違っていると思いますが、そのような考え方が女の一生を貫いていることも事実だからです。この伝記は刺激的で、繰り返し読むことになるでしょう。[11]

確かにこの手紙は、クックの伝記に現れた、あの傑出した女性の意義を認め、女性すべてを束縛する時代の病理をとらえている。

ストレイチーの「ナイチンゲール伝」

クックは伝記の規範として、「関連性」に次いで「選択」と「配置」が重要であると指摘している。選択は関連性のなきものは除外すべきだが、関連あるすべてを含めることはできない。さらに配置を考えるとき、加えることと同様に、省くことから誤りがしばしば生じてくるから注意を怠ってはならない、とした。ストレイチーの革新的な「ナイチンゲール伝」は、自らも認めているようにクックの『ナイチンゲール伝』から多くを負って書かれているが、伝記的な事実を任意に省略してしまっていることを忘れてはならないであろう。

執筆過程

リットン・ストレイチーの衝撃的な伝記はいかに書かれたのであろうか。執筆過程はかなり克明にたどれる。[12、13]　一九一四年一月一五日、ストレイチーはエドワード・クックの『ナイチンゲール伝』を読み進めていて、「ランプを持った女性」は実に魅力的だが、どうしても好きになれず、それほど偉大な人物ではないのでは……という疑念がもたげていた。ナイチンゲールは確かに力あふれるが、すさまじく恐ろしい女性ではないのか、と。同時に、ストレイチーの中で「皮肉で冷笑的な視点でナイチンゲールをとらえたら成功するかもしれない」という予想が芽生えてきた。

一九一五年前半に書かれたストレイチーの数多くの書簡にはナイチンゲールへの言及が散在しており、以後の半年間、ナイチンゲール伝と悪戦苦闘していた現場がうかがえる。「綿密に練り上げられた強固で劇的な統一体に作り上げるべく、フローレンス・ナイチンゲールを攻撃している」（一九一五年一月三日）と画家ヘンリー・ラムへ書いている。作家ヴァージ

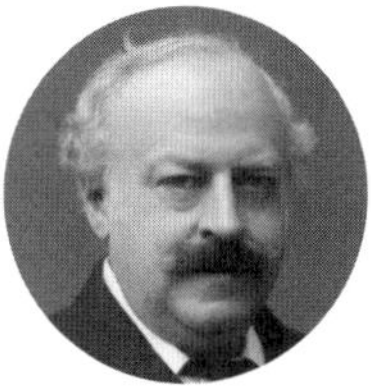

エドワード・クック
Edward Tyas Cook, 1857-1919

イギリスの伝記作家、ジャーナリスト、文学者。オックスフォード大学卒業後ロンドンに移り、ジャーナリストを目指す。秘書として働きながら、雑誌に寄稿した。いくつかの新聞の編集に携わったのち、『ジョン・ラスキン全集』の編纂や数多くの伝記を執筆。没後、『戦時下の出版』(1920)が刊行された。

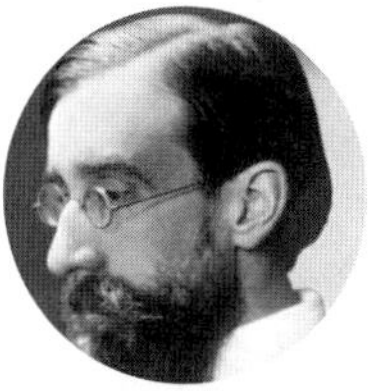

リットン・ストレイチー
Lytton Strachey, 1880-1932

イギリスの伝記作家、批評家。ヴァージニア・ウルフやE・M・フォースター、J・M・ケインズらと共にブルームズベリー・グループを結成。同性愛者で、同性愛をタブー視するなど偽善性が強かったヴィクトリア朝の文学・思想・道徳を批判し、偶像破壊的な伝記叙述のスタイルを確立した。

ニア・ウルフに宛てた手紙では「今、ナイチンゲールに手こずっています。……いったいどうなるのだろう。はたして最後までやり遂げられるのだろうか」（一九一五年二月二八日）と不安をもらしている。

当初は二週間ほどで脱稿できるだろうと楽観していたが、見事に裏切られ「手がつけれないほどの」混沌とした状態に陥った。だが、嵐のような葛藤も収まっていき、「恐ろしい仕事だったが、今は終わりがみえてきた。そうあってほしいものだ」（一九一五年六月一三日）とラムにもらし、「F・ナイチンゲールはついに磨き上げられたので、陽気な気分に包まれている」（一九一五年六月二三日）と、貴族であるオトライン・モレル夫人へ書き送っている。

ついに原稿がブルームズベリー・グループ[★1]の友人たちの面前で読み上げられるときが来た。朗読を聴いた作家デイヴィッド・ガーネットは、「クリミア戦争を引き起こしたヴィクトリア朝時代が築いた基盤そのものを倒壊させようとする」作者の意図に気づき、名状しがたい感動に襲われたのであった。[▼14]

フロイトの影響

従来の伝記に対するストレイチーの反発は激しいものであった。「退屈極まる伝記、つまり墓標のごとく嵩高く膨れ上がり葬儀に似た調子で綴られた二巻からなる伝記」は到底容認できなかったのである。なぜならば伝記は芸術であり、職人が書いた編集物ではなかったからである。何よりも伝記は、分析的で生き生きとして簡潔でなければならない（この見解は興味深いことにクックと同じである）。ストレイチーによれば、ヴィクトリア朝時代は膨大な資料が障壁となり、その歴史は書けないと言われる。そこで古文書や史料の大海原に小さなバケツを降ろして、特徴的な標本を集め、部分から全体を推測して時代の徴候を抉出《けっしゅつ》する。ヴィクトリア朝という長くて複雑な時代からわずか四人の★2「人物」を選び、その時代を特徴づけてみせたのである。

ただ『ヴィクトリア朝偉人伝』は、従来の伝記とはまったく異なる精神でもって書かれていた。ストレイチーが取り上げた四人の対象者はすべて「神経症」、つまり「心理的問題」の犠牲者として描かれている事実は見逃してはならない。弟ジェイムズは、ウィーンでフロイトから精神分析法を学び、『フロイト全集』の英訳者であったが、兄リットンもフロイトの主著は深く読み込んでおり、その理論を換骨奪胎して伝記の中で実践したのである。『エリザベスとエセックス』(1928)が出版されたとき、フロイトはストレイチーに手紙を書き、全著作を読んだが、精神分析的手法を伝記に適用した模範である、と激賞している。▼15 つまりストレイチーの伝記は、現在を過去に読み替えるイギリス史のパリンプセスト★3を提示しただ

★1 一九〇六〜三〇年頃に、ロンドンのブルームズベリー地区に集まり活動したイギリスの知識人、芸術家のグループ。多くは名門の子弟で、十九世紀イギリスの道徳主義に鋭い批判を向け、自由で懐疑的な知性、美と友情の尊重を信条とした。主要メンバーは作家ヴァージニア・ウルフ、E・M・フォースター、経済学者J・M・ケインズ、画家ヴァネッサ・ベル、美術批評家ロジャー・フライ、クライブ・ベルら。

★2 フローレンス・ナイチンゲール、アーノルド博士、ゴードン将軍、マニング枢機卿。

★3 書かれた文字等を消し、別の内容を上書きした羊皮紙の写本のこと。

けではなかったのである。

伝記の方法

『ヴィクトリア朝偉人伝』には時代に対する反感がみなぎっているため、高質な伝記作品にたらしめている文体、洞察力、そして何よりも伝記の革新性がややもすれば看過されている。

ストレイチーの伝記は参照文献を長々と引用せず、対象は行文に溶解され、洗練された文体でその人物の行動を描き、変化する背景が即座に浮かび上がってくる。それはまさに小説家の手法そのものであるが、フィクションでは

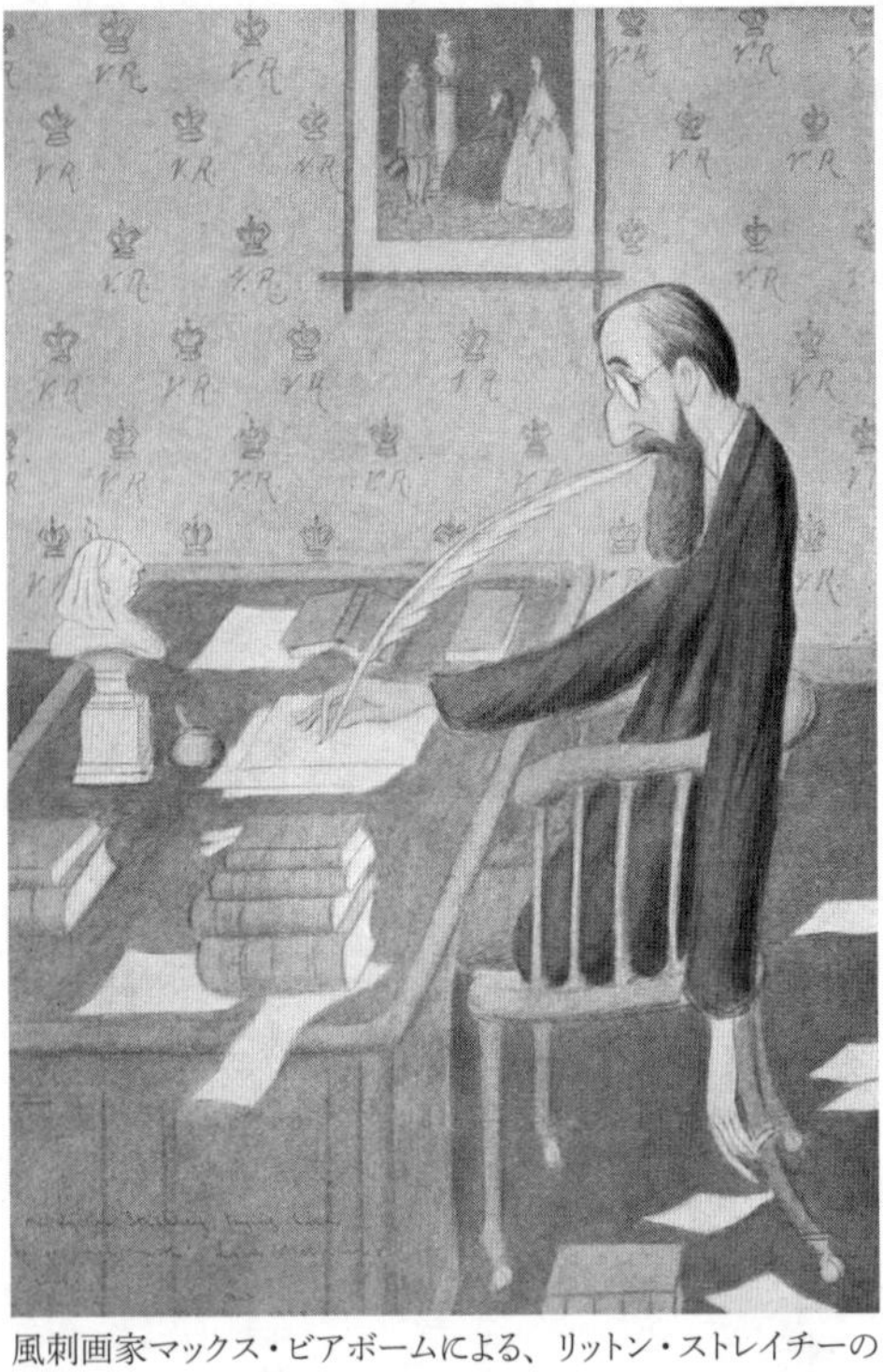

風刺画家マックス・ビアボームによる、リットン・ストレイチーの戯画
“Mr. Lytton Strachey, trying to see her with Lord Melbourne’s eyes.” —and contriving— M.B. 1921
(Beerbohm, Max : A Survey, pl.6, Heinemann, 1921)

ない。また、以前の伝記の特徴である時系列な叙述には拘泥しない。時間も巧妙に選択され、心理的な操作によって効果を高めていく。

『ヴィクトリア朝偉人伝』を一読した者は誰でも、伝記に横溢する「皮肉な視点」を感知するであろう。穏当に書かれている次作の「ヴィクトリア女王伝」(1921)でもかすかに皮肉が漂っている。何も皮肉を深読みしなくても、女王が放つ「中流階級性」、事大主義的な厳格さ、ほとばしる感傷癖、芸術に対する盲目さなどをストレイチーが嫌悪しているのは明瞭である。対象を的確にとらえようとして、ストレイチーは皮肉な視点、言葉、距離を援用した。ただ皮肉は勢いよく対象を浮上させるが、往々にして屈折させてしまい、対象を論難してしまう。よってストレイチーは偶像破壊する伝記の創始者にみられてしまったのである。だが、伝記の一部を拡大解釈するのではなく、ストレイチーの透徹した人間観察や人間性の深い認識を見落とすべきではない。

ナイチンゲール像

クックの浩瀚な『ナイチンゲール伝』が先行していたため、ストレイチーはナイチンゲールにまつわる伝記的な諸事実についてはなんら煩わされることなく、人物の本質へ向かうことができた。そこで精神分析医のように、看護と癒しに対するナイチンゲールの衝動は幼少期の病的で不適切な行動に端を発していると、なんら根拠を示さず推察を下した。この衝動から、ナイチンゲールはスクタリの戦場で英雄的な使命感を発露し、圧倒的な権威を発揮して、兵士たちには慈悲で輝く天使のようにみえた。だが帰国後も、彼女の中に巣くった落ち着きのなさは解消されず、そのマグマは突破口を求めていた。不安定なナイチンゲールは医療看護、病院管理のみならず、陸軍省全体にも革命を起こそうとしたのであった。

ストレイチーのナイチンゲールは「ランプを持った女性」ではなく、「強迫観念に駆られた女」であり、慈悲ではなく狂気が衝動として根底にわだかまっている姿を提示した。そして神話と現実を対比させ、「ナイチンゲールの仕事への欲求は、いまやほとんど躁うつ病と見分け難い」[16]と糾弾した。ナイチンゲールについてストレイチーが暴き立てた真実は、その自己犠牲の欲求の強迫的で狂気に近い形の無意識が、自らの性格を深く歪めたばかりか、理性を超えてしまい、自己のエゴを優越させ、他人を犠牲にしたということであった。まさに過労死した友人の陸軍大臣シドニー・ハーバートこそ、その犠牲者にほかならなかったのである。

受容

『ヴィクトリア朝偉人伝』は長い第一次世界大戦の最後の数か月の間にたちまち成功を博し、同年内に七度も版を重ねたのであった。戦争で疲弊したイギリス国民の想像力をかき立てたのである。ストレイチーは教会、国家、軍隊を強烈に嘲笑したが、第一次世界大戦への生々しい批判ではなく、まだ記憶に残っている安全な「過去」、すなわちヴィクトリア朝時代の中で戦争を批判したのであった。今回もイギリス国民は再び過ちを犯したが、同じ強靭さでもって再び回復できると安堵の念を抱いたのである。『ヴィクトリア朝偉人伝』の読者は、事実の歪曲、想像による歴史的記述、皮肉で高慢な語り口にもかかわらず、そこに提示された人物像を受け容れた。例えば、ナイチンゲールは皮肉な視点でのみ描かれているのではない。そのイギリス女性の強靭さを称えて、政府首脳をも困惑させる手腕にも敬意が払われている。また一般兵士の運命に思いやり、人道的な言葉で代弁しているが、戦場で負傷しナイチンゲールの恩恵に浴した兵士がまだ多く生存していたのである。

毀誉褒貶《きよほうへん》を覚悟していた作者は、批評の大部分が称賛であるのに驚いた。戦争に疲弊した世間は、過去の偉人たちへの意味のない大言壮語に辟易としていた。特に若い世代はこの伝記の文体がもつ簡潔さ、テーマの一貫性、行間から滲み出てくる真実を歓迎した。理性と不謹慎さが巧みに混在したページは極めて印象的で、戦後の若者にはトンネルの先にある光のようにみえたという。当然、この作者は狡猾さと堕落に満ちた髭面の悪魔メフィストフェレス★4であると宗教界は声を上げ、政界からはこの伝記は神聖な社会を愚弄するものだと攻撃の矢が放たれた。そうした抗議の声も起きたものの、称賛の合唱の前にはかき消されてしまったのである。作者は冷静に「私はむしろ旧支配者の人々が抗議を起こさないことに失望している。少しはいらだちを覚えているはずなのですが」（一九一八年五月三〇日）と分析している。元首相であるハーバート・ヘンリー・アスキスが初夏にオックスフォード大学で行った講演

★4　十五〜十六世紀ドイツのファウスト伝説およびそれを素材にしたゲーテの『ファウスト』に登場する悪魔。主人公ファウストが、地上の快楽を得る代償として、魂を売る契約をした相手。

ほど、この伝記の受容に影響を与えたものはなかったであろう。彼はまだ広く感化を及ぼす人物であった。ストレイチーの伝記を「繊細で示唆に富む方法で、前時代の対象を盲目的な英雄崇拝ではなく、再創造した」と称揚してやまなかった。[17]

『ヴィクトリア朝偉人伝』が一九一八年に出版されたとき、旧世代は自らの威信が否定され、遵守していたモラルが打ち砕かれたゆえ眉をしかめたが、若き世代は爆弾のようなメッセージの中に新しい時代の到来を認め、歓迎したのであった。ストレイチーは伝記的英雄の概念を粉砕したわけだが、その暴挙ばかりを拡大視するのではなく、微妙な両義性に注意しなければならない。つまり、文学的伝記に革命を起こすという「軍事的戦略」を見逃してはならない。『ヴィクトリア朝偉人伝』は伝記的な解体作業とは異なり、事実とフィクション、歴史と文学を見事に融合させ、伝記の限界を超えた新しいアプローチを用意したのである。

結びに代えて――ストレイチー以後

二〇〇一年から刊行が始まった全十九巻からなる『ナイチンゲール全集』が完結すれば、また新しいナイチンゲール伝が提出されるであろう。そして私たちには『ヴィクトリア朝偉人伝』が出版されてから今日までに伝記が果たした歴史的な意義を確認できる視野を与えられているのである。ストレイチー没後から半世紀、イギリスの伝記は黄金時代を迎える。史上、これほど優れた伝記が書かれ、一般に受け容れられた時代はほかにない。また、伝記研究も飛躍的に進んだのであった。[18]

ストレイチーの伝記的な方法にはかなり問題があったが、人間の本性を見据え、読みやすく、ボズウェル以来伝記が失っていたものを回復したのは評価できよう。ストレイチーの破壊的な伝記の余波から「反ヴィクトリアニズム」といった激しい偏見が生じたが、第二次世界大戦が勃発するまでにはヴィクトリア朝をより深く理解しようとする歴史的な修正が加えられるようになっていった。そうした傾向に貢献したのは伝記作品であった。極端に卑しめられていたヴィクトリア朝の偉人たちは、伝記で描かれた虚像から、バランスのとれた歴史的な実像を得たのであった。同時に、そうした人間が生きていたヴィクトリア朝という時代の社会、歴史、思想、精神へ直截な眼差しが向けられるようになっていったのである。

引用文献

▼1　Cook, Edward : The Life of Florence Nightingale, Macmillan, 1913
▼2　Strachey, Lytton : Eminent Victorians, Chatto and Windus, 1918
▼3　Beeton, Isabella (Nakajima, Toshiro ed.) : The Englishwomen's Domestic Magazine, vol. III, Eureka Press, 2005
▼4　前掲書3 p.243-244
▼5　前掲書3 p.281-282
▼6　Mills, J. Saxon : Sir Edward Cook: A Biography, p.8, 224, 229-230, 249, Constable, 1921
▼7　Cook, Edward : The Art of Biography, Literary Recreations, p.2-3, Macmillan, 1918

▼8　前掲書7 p.5-6
▼9　前掲書7 p.7-8
▼10　前掲書7 p.11-12
▼11　前掲書6 p.230
▼12　Holroyd, Michael : Lytton Strachey: A Critical Biography, p.508-510, 548-550, 731-737, Penguin Books, 1971
▼13　Levy, Paul (ed.) : The Letters of Lytton Strachey, p.243-244, 374-376, Farrar, Straus and Giroux, 2005
▼14　前掲書12 p.600
▼15　前掲書13 p.336, 338-339
▼16　前掲書2 p.144
▼17　前掲書12 p.733
▼18　Gittings, Robert : The Nature of Biography, p.39, Heinemann, 1978

参考文献

▼ Edel, Leon : Biography and the Science of Man. *In* New Directions in Biography (Friedson, Anthony M. ed.), p.1-11, The University Press of Hawaii, 1981
▼ Edel, Leon : Eminence of Lytton. *In* Bloomsbury: A House of Lions, p.219-239, J.B. Lippincott, 1970
▼ Holroyd, Michael (ed.) : Lytton Strachey by Himself: A Self Portrait, Heinemann, 1971
▼ Levy, Paul (ed.) : Lytton Strachey: The Really Interesting Question and Other Papers, Weidenfeld & Nicolson, 1972
▼ Iyengar, K.R. Srinivasa : Lytton Strachey: A Critical Study, Chatto & Windus, 1939
▼ Kallich, Martin : The Psychological Milieu of Lytton Strachey, College and University Press, 1961
▼ Nadel, Ira Bruce : Biography: Fiction, Fact and Form, Macmillan, 1984
▼ Woolf, Leonard & Strachey, James : Virginia Woolf and Lytton Strachey, The Hogarth Press, 1956
▼ Bostridge, Mark : Florence Nightingale: The Making of an Icon, Farrar, Straus and Giroux, 2008
▼ Clifford, James L. : From Puzzles to Portraits: Problems of a Literary Biographer, The University of North Carolina Press, 1970

ナイチンゲールはなぜ看護の道を選んだのか
――明治～昭和初期のナイチンゲール伝の記述から

松野 修

松野 修　まつの・おさむ

愛知県立芸術大学 名誉教授

一九五二年、愛知県生まれ。名古屋大学大学院教育学研究科博士課程単位取得満期退学。博士（教育学）。

主な著書・著作：『近代日本の公民教育―教科書の中の自由・法・競争』（名古屋大学出版会）、「英国陸軍の死亡率」（フローレンス・ナイチンゲール著、松野訳）、綜合看護、二三（四）：七〜三七、一九八八／二四（一）：七〜二七、一九八九、「英国におけるナイチンゲール伝説の形成」、愛知県立芸術大学紀要、四一：一〜一三、二〇一一、「日本における国際赤十字連盟とフローレンス・ナイチンゲール」、愛知県立芸術大学紀要、四二：九三〜一〇三、二〇一二、「19世紀の日本におけるナイチンゲール伝―明治期国定修身教科書におけるナイチンゲール像分析のための予備的考察」、愛知県立芸術大学紀要、四三：三一〜四三、二〇一四など。

傷ついた犬を世話する少女

多くの人はフローレンス・ナイチンゲールと聞いて、どんなイメージを思い浮かべるだろうか。「幼い頃、けがをした犬を世話した心優しい女性」というイメージをもっている人も少なくないだろう。現在日本で出版されているナイチンゲールの伝記にもこの逸話はしばしば載せられている。その結果、「けがをした犬を世話するほどに情け深かった少女が、長じてけが人の世話をするようになり、時あって戦場でナースとして活躍するに至った」という神話が出来上がってしまった。

戦前日本の修身教科書に登場するフローレンス・ナイチンゲールは、まさにこうした文脈で語られていた。例えば『尋常小学修身書』（一九一一〔明治四四〕〜四二〔昭和一七〕年まで）には「生き物をあはれめ」「博愛」という項目があって、それぞれナイチンゲールが、けがをした犬を世話した話と戦場にあって看護に尽力した話が載せられている。つまり、彼女の事績の半分は傷ついた犬を世話した話に費やされていたわけだ（**図1**）。

だが誰だって大人になれば、こんな子どももだましの物語をそのまま受け入れることなどできない。それはそれでよいとして、ではなぜ彼女は上流階級の裕福な生活を投げ打ってまで、看護に専念しようとしたのか？　看護を天職だと信じ、戦場での任務に自ら志願するに至ったまでの彼女の心境はどうだったのか？　この点が釈然としないかぎり、フローレンス・ナイチンゲールはなんだか不思議で、どこかうさんくさい人物であり続ける。

フローレンス・ナイチンゲールがスクタリの野戦病院に派遣されて後の事柄については多くの記録や証言が残されており、どのような彼女の伝記でも事実に比較的忠実な記述がなされてきた。ナイチンゲール看護婦人団が病院の死亡率を劇的に低下させたという誤解や、当地での彼女の行状についてかなり誇張を含んだ伝記があったことも確かだ。しかしそれは、看護婦人団が戦地に派遣されたときから彼女が絶えずさらされてきた誤解や誇張であって、あり得もしなかったおとぎ話が作り上げられているわけではない。

しかし、こと彼女が看護の仕事に従事するに至った動機に関しては、ほとんどの伝記がまるで説明できていない。そし

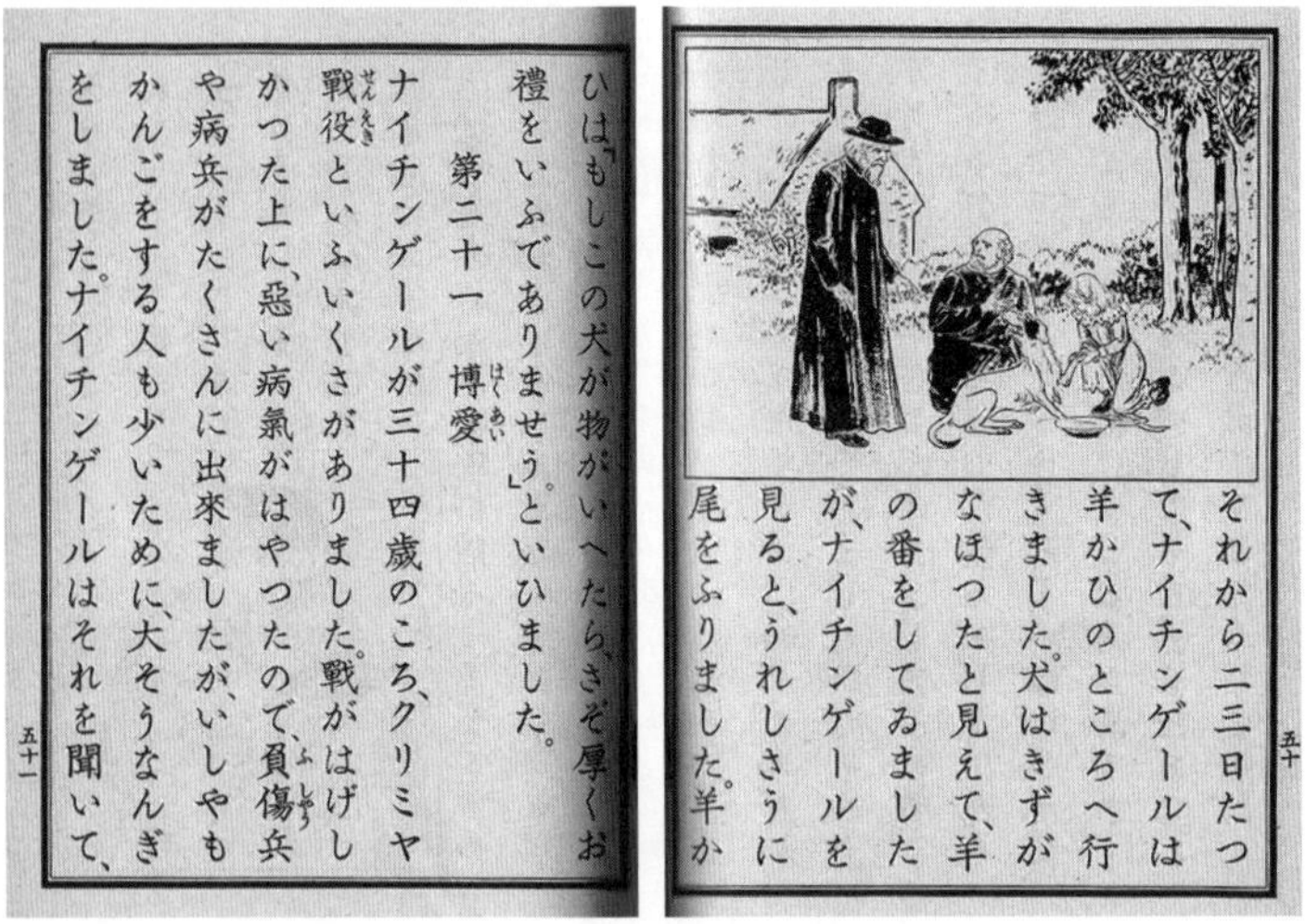

それから二三日たつて、ナイチンゲールは羊かひのところへ行きました。犬はきずがなほつたと見えて、羊の番をしてゐましたが、ナイチンゲールを見ると、うれしさうに尾をふりました。羊か

五十

ひは「もしこの犬が物がいへたら、さぞ厚くお禮をいふでありませう。」といひました。

第二十一　博愛《はくあい》

ナイチンゲールが三十四歳のころ、クリミヤ戦役《せんえき》といふいくさがありました。戦がはげしかつた上に、惡い病氣がはやつたので、負傷《ふしやう》兵や病兵がたくさんに出來ましたが、いしやもかんごをする人も少いために、大そうなんぎをしました。ナイチンゲールはそれを聞いて、

五十一

図1　尋常小学修身書 巻四「第十九 生き物をあはれめ」「第二十 博愛」
（国立国会図書館デジタルコレクション）

て肝心なことが書かれていないので、話の一貫性が破綻しているのだ。

朝起きても、今日も何もすることがない

それには無理からぬ事情があった。というのも、ナイチンゲールは生前、自分が看護の仕事に従事するに至った心境を誰かに明かすことは決してなかったし、親戚や友人との間で交わされた手紙の類を他人に披見させることもいっさい許さなかったからである。だから彼女の若い時期の、ことに公務を引き受けるに至るまでの心の動きについて、それを知る人は家族やごく限られた親しい友人だけであった。そしてその事情を知っていた人たちは、事情を知っていたがゆえに、決してそれを公にしようとはしなかった。

若い頃のナイチンゲールは、一八〇〇年代におけるイギリス上流階級の女性に期待されていた行動規範と決定的に対立していたのだった。一八〇〇年代においてイギリス上流階級の女性に期待されていた行動規範とは何か。それは、対価を得る労働をしないこと、一貫した継続性のある事業に従事しないこと、余暇に遊興に耽ること、一生の伴侶を得て、近親者の世話に傾注することである。つまり、責任ある仕事を何も引き受けることなく、暇な時間をどうでもいい余興でつぶし、明けても暮れても近親者や高位者のゴシップに夢中になり、何一つまとまったことをなし遂げず、虚しく人生を終わることだ。

「朝起きても、今日も何もすることがない」――そのことをなぜつらいと感じるのか。フローレンス・ナイチンゲールのまわりにいた人たちは、家族を含めてそのことが理解できなかったし、自分たちの行動規範から逸脱しようとする彼女の行いを決して許そうとはしなかった。そして、たとえ功成り名遂げた後であっても、親類家族を苦しめるような暴露を彼女自身がすることはなかったのである。

ナイチンゲールは自らの動機を決してあからさまに公にはしなかった。しかし彼女と同じような境遇にいて、彼女の心情に共感できた者たちはその機微に感応し、ナイチンゲールがまだ存命だったときにすでに截然とした評伝を書くことができた。そして、そういう作者は日本にもいた。

女性の特権に甘えるな

一八九四（明治二七）年八月、徳富蘆花は「史談 修羅場裡の天使（ナイチンゲール女史の事跡）」という記事を[1]「家庭雑誌」に連載する。時あたかも日清戦争開戦直後。このときにあたって四十年前に欧州の東で起こった戦争を振り返り、今なお名声の誉れ高い一婦人の働きを回想し、合わせて赤十字社設立の趣旨を説き及ぼそうとの意図である。格調高い名文と詳細な内容とが相まって、徳富蘆花のこの記事は、その後の日本におけるナイチンゲール伝の模範となった。

だがこの記事をもってしても、ナイチンゲールの動機を判然と説明できていない。「女史の天職は已に其の幼児に定まり居たりし」というおきまりの説明を抜け出しておらず、「富裕なる英国田舎紳士の家に生れて華奢安逸渾《すべ》て意の如くなりし女史は、此等のものを塵よりも軽く棄て去りて、遍《あまね》く世の苦痛者疾病者の友たらむ」としたというが、その理由は相変わらず不明である。

これに対して、竹越竹代『婦人立志篇』▼2（一八九二［明治二五］年：図2）は、ナイチンゲールが看護活動を生涯の職務とした理由を明確に把握していた。その理由について、竹越はこう伝えている。

かくして彼女は成長するにつれ、自分の能力を最大限に発揮したい、一貫した事業に従事したいという気持ちを高めたのだった。上流階級の女性が陥りがちな、安易で責任の伴わない慈善事業などではない、何かもっとほかの事業に携わりたいという気持ちを抑えることができなくなった。彼女の書いたものの中にこんな言葉がある。「世の中には、なんとしてもなし遂げられねばならない事業というものがあるのです。……男女を問わず、人生における最高の幸福とは、自分の能力を最大限発揮できる機会を得て、そこにすべての時間を傾注できるところにあります。」この言葉は、彼女がいかに気迫に満ちた人であるか、安逸な誘惑に負けない人であるかをうかがわせます。

（現代語訳は筆者による。以下同。）

竹越がこう書くことができたのは、他の評者が採らなかった独自な資料、ナイチンゲール著「ユナとライオン」★1、▼3に基づいたからである。ナイチンゲールはこの中で、自らが切り拓いてきた新しい時代における看護について、女性がこの職務を担う社会的意義を説き、それは高度に専門的な訓練を要する手技（アート）であると説明し、「新しい時代の看護者アグネス・ジョーンズに続け！」と呼びかけている。ナイチンゲールは最愛の弟子アグネスの死に臨んで、あたかも自らの追悼文を書いているかのようである。

竹越はこの意図を的確に受けとめ、いち早く日本に紹介した。この記事の

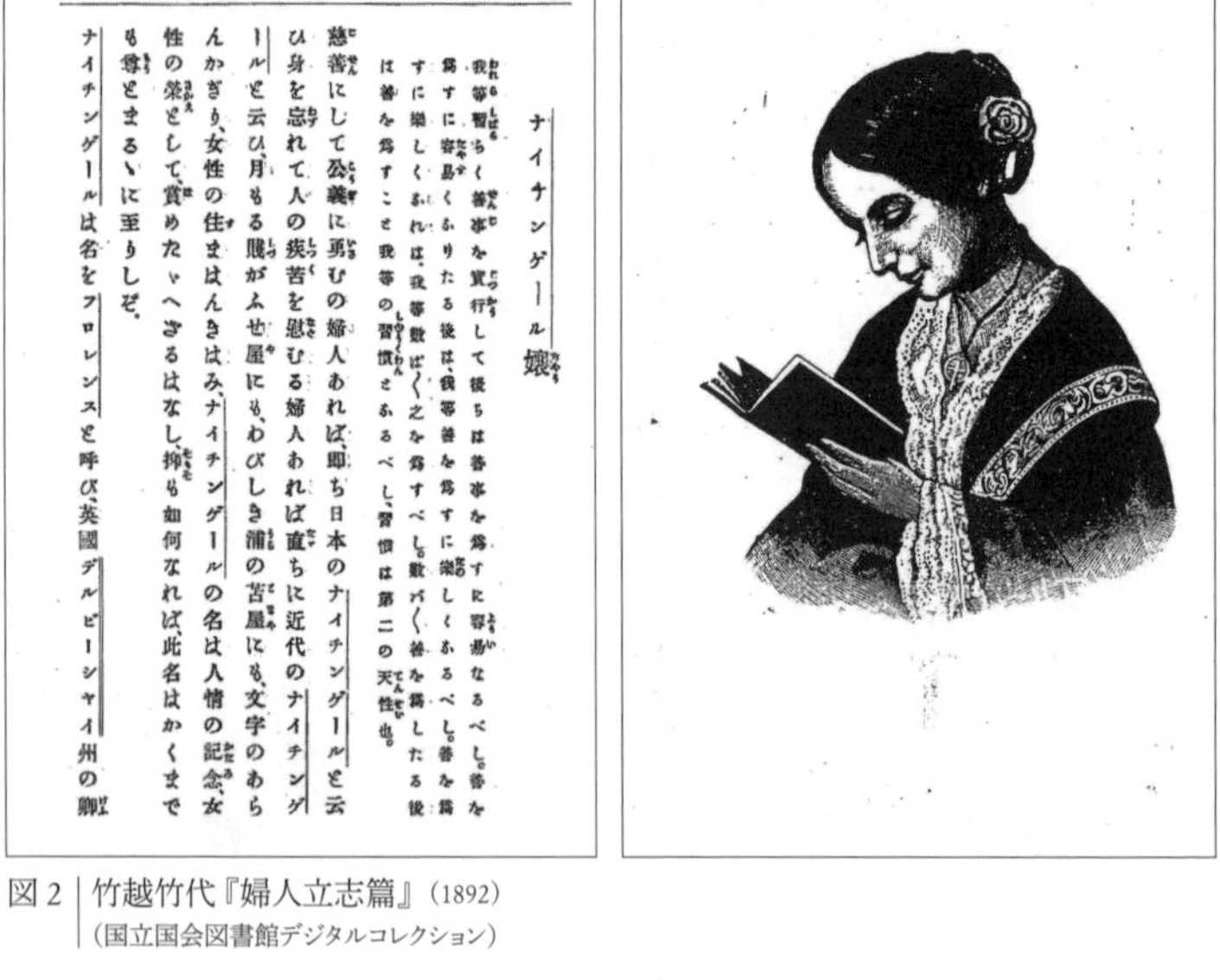

83　ナイチンゲールの高名

ナイチンゲール嬢《じやう》

我等《われら》暫《しばら》く善事《ぜんじ》を實行《じつかう》して後ちは善事を爲すに容易《ようい》なるべし。善を爲すに容易《たやす》くなりたる後は、我等善を爲すに樂《たの》しくなるべし。善を爲すに樂しくなれば、我等數〻之を爲すべし。數〻善を爲したる後は善を爲すこと我等の習慣《しふくわん》となるべし、習慣は第二の天性《てんせい》也。

慈善《じぜん》にして公義《こうぎ》に勇《いさ》むの婦人あれば、即ち日本のナイチンゲールと云ひ身を忘《わす》れて人の疾苦《しつく》を慰《なぐさ》むる婦人あれば直《ただ》ちに近代のナイチンゲールと云ひ、月もる賤《しづ》がふせ屋《や》にも、わびしき浦《うら》の苫屋《とまや》にも、文字のあらんかぎり、女性の住《すま》はんきはみ、ナイチンゲールの名は人情の記念《かたみ》、女性の榮として、賞《ほ》めたゝへざるはなし、抑《そもそ》も如何なれば、此名はかくまでも尊まるゝに至りしぞ。

ナイチンゲールは名をフロレンスと呼び、英國デルビーシャイ州の卿《けい》

図2　竹越竹代『婦人立志篇』（1892）
（国立国会図書館デジタルコレクション）

中から、ナイチンゲールが「貴婦人の女々しい口実」を痛烈に批判している箇所を紹介しよう。

「わたしには自由な時間があるので、世間のために何かをしてさしあげたい」などとお申し出になるご婦人にお目にかかることがあります。そういう方にわたしが忠告してさしあげたいのはこういうことです。まずはその事業にふさわしいだけの訓練をお受けなさい、男性がそうしているのと同じようにです。男性が携わっている事業にあなたも加わりたいのなら、女性の特権とやらいうものを求めてはなりません。

「ちゃんとできなくても、仕方ないわよね。わたし、か弱いんです。頭あんまりよくないんです。」そんなことが女性の特権だなんて。事業の一翼を担うにあたって、そんな言い訳が許されるなどと考えてはなりません。

ナイチンゲール自身の心情について竹越ほど的確には説明できなかったにしても、しかしナイチンゲールが同時代の女性たちに求めた新しい規範を伝えようとした評者は、このほかにも少なからずいた。例えばある評伝はこう説いている。

★1 ナイチンゲールが最も信頼を寄せていた教え子、アグネス・ジョーンズへの追悼記事として、一八六八年六月に雑誌「*Good Words*」に掲載され、のちに書籍化された。

今回、戦地に女性看護婦を送るとのことだが、これはわがイギリスの歴史に例を見ない、まったくの珍事である。いや、むしろ「善良なる婦人の習俗」と言われるものに違反する事業であるとも言われている。しかし、もしナイチンゲール女史のこの事業が成功すれば、それによって彼女の名誉は永世不滅のものとなるだけでなく、これによって英国女性界を支配している古い習慣や偏見は打破され、女性の地位は大きく前進向上するであろう。▼4

筆者が調べた限りでは、ナイチンゲールがまだ生きている間に日本で発表された評伝二十六本のうち、少なくとも九本は「ナイチンゲールがなぜ看護婦人団の団長に任じられたのか」について納得できる説明を下している。それはつまり、女性の社会的進出を後押ししようという意図に沿って彼女の事跡が語られていたということである。女性の社会的進出を実現するために求められる道徳的な条件を、そういう形で示そうとしていたともいえる。国定修身教科書でのナイチンゲールについての記述だって、こうした文脈で読むことも可能だ。

「夫婦が孵《か》へしたのは白鳥ではなくて鷺であつた」

ナイチンゲールが死去したのは一九一〇（明治四三）年八月。それから三年後の一九一三

（大正二）年、エドワード・クックはナイチンゲールの従弟が保管していた資料をもとに『The Lfe of Florence Nightingale』[5]（邦題『ナイティンゲール—その生涯と思想』[6]）を著した。クックのこの伝記はナイチンゲール研究における画期的な業績ともいうべきもので、この書を境にナイチンゲールのイメージは大きく変化した。ナイチンゲールが関係者と交わした書簡の一部がはじめて公にされたおかげで、裕福な家庭に生まれ育った貴婦人が安楽な生活を打ち捨ててまで、なぜ多難な看護活動に飛び込んでいったのかという、ナイチンゲールの存命中には謎に包まれていた事情が明らかにされたのである。

例えばリットン・ストレイチーは一九一八（大正七）年、『ヴィクトリア朝偉人伝』[7]の中で、ランプを掲げる天使のイメージとは別の、古い因習と戦った猛々しさを秘めた女性として、鮮烈なナイチンゲール像を描き出した。ストレイチーのこの評伝はクックの伝記を待ってはじめて可能になったものであり、「従来の伝記を文学的な読み物にまで高めた」という名声を得ている。

日本語訳版[8]の書き出しは以下のとおり。

フローレンス・ナイチンゲールの一般的概念は誰も持つてゐる。聖徒の様な、献身的な婦人、苦しむ人々を救ふために安易な生活の楽しみを捨てた身分の高いか弱い乙女、惨鼻を極めたスクタリの病院の中を静かに歩んで、慈愛の光で瀕死の兵士の病床を清めた「燈をもてる女人」——かうした幻像は総ての人になじみが深い。しかし実際はこれと異なつてゐた。事實《じじつ》のナイチンゲールは軽々しい空想に描かれた女性ではなかつた。彼女は別な方法と別な目的をもつて働き、普通の想像の及びもつかぬある力に推進されて行動した。悪魔〔原文ではdemon、デーモン〕に憑かれたのであつた。思ふに悪魔なるものは何を措いても興味深いものである。適ゝ實説《じっせつ》のナイチンゲールには、傳説《でんせつ》の彼女より興味深い點《てん》が多く、それだけに快適なところが少かつたのである。▼8

では、その「デーモン」とは何か。クックの伝記を下敷きにしているのだから、ストレイチーがその事情を知らないはずはない。しかしストレイチーは、「なぜ彼女は陋屋《ろうおく》の貧しい人々を助けたり、病床の看取りをしたり、傷いた犬の足をまるで人の足のやうに入念な副木で支えてやるやうになつたのか？」とまで本文で書いておきながら、ナイチンゲールが看護の仕事に従事するに至った動機については何一つ具体的な説明を与えていない。

實際《じっさい》ナイチンゲール夫人〔フローレンスの母親〕は親しい友の間で泣きたいやうなことが時々あつた。『私達は白鳥を孵《か》へした家鴨《あひる》です』と彼女は涙ぐんで云ふのであつた。しかしこの夫人も不幸にして思ひ違いをしてゐた。夫婦が孵へしたのは白鳥ではなくて鷲であつた。▼8

と文学的に書いているだけである。

ひょっとしたら、こういうことかもしれない。かつてナイチンゲールが社会に対して理不尽だと感じていた気持ちは、二十世紀代初頭のイギリスの読者にとっては、すでにくだくだしい説明が必要ではないほど、広く共有されていたのかもしれない。しかし日本では事情が違った。

「日本ではとても為《な》し得られない」

日本における最初期のナイチンゲール研究者の一人、村田勤は、ナイチンゲールが亡くなって十年が経った一九二一（大正一〇）年、クックの伝記を入手してその重要性を認識した。その結果、これまでのナイチンゲール伝はかつて村田自身が著した著書も含めて、単なる「伝説」にすぎず、「伝記」とは呼べない代物になった、と『フロレンス・ナイチンゲール嬢伝』（図3）に書いた[▼9]。

元来鶯嬢「フローレンス・ナイチンゲール」は極めて謙遜な性質であつて、自分のしたことを世間に吹聴されることを心から忌み嫌つた。自身はいふまでもなく、親戚知己にさへ、傳記材料を他人に貸し與へたり、若《も》しくは話したりすることを堅く禁じてあつた。それであるから生前世に公にされた傳記は英語でかゝれたものと雖《いえど》も、すべて事實の断片を寄せ集めて、それに想像的の彩色を施したものであつた。簡言せば傳記ではなく、傳説に過ぎなかつたのである。私の前著は米国のリチャーズ女史の本を専ら参考としたもので、今後はたゞ少女達の読み物に供せられるであらう。▼9

クックの伝記がもたらした衝撃を真正面から受けとめた者の証言である。村田はクックの伝記を丹念に読み解き、全三百ページの三分の一を費やしてデビュー前の彼女の心境を説いた。日本ではこの書によってはじめて、ナイチンゲールの動機が詳しく明らかにされたわけである。

村田は、ナイチンゲールの活躍を

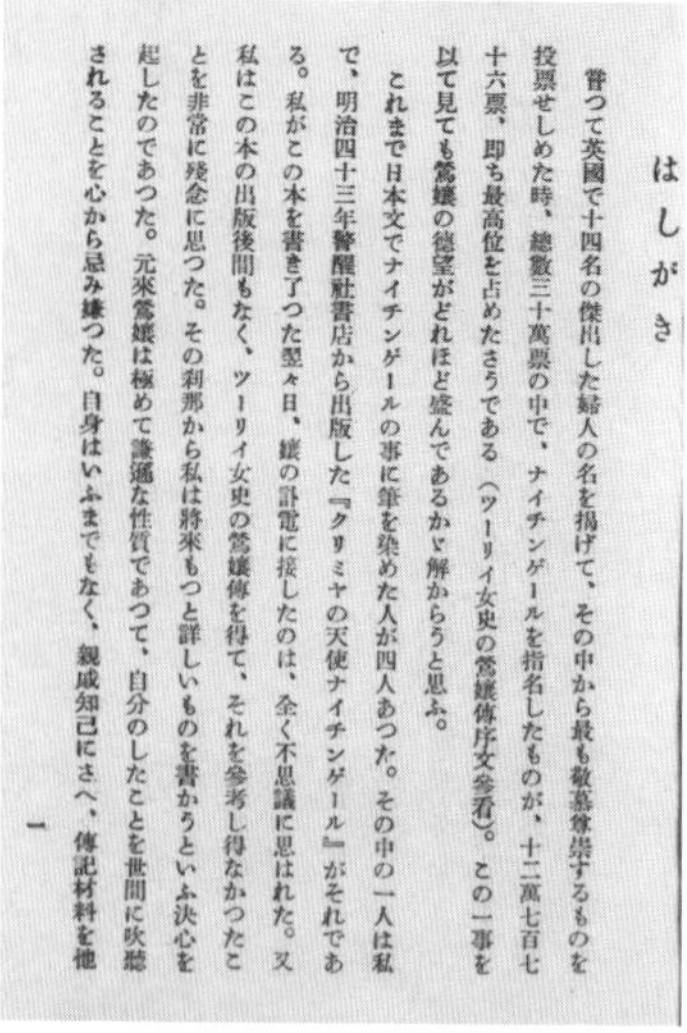

はしがき

嘗つて英國で十四名の傑出した婦人の名を掲げて、その中から最も敬慕崇拜するものを投票せしめた時、總數三十萬票の中で、ナイチンゲールを指名したものが、十二萬七百七十六票、即ち最高位を占めたさうである（ツーリイ女史の鶯嬢傳序文參看）。この一事を以て見ても鶯嬢の德望がどれほど盛んであるかゞ解からうと思ふ。

これまで日本文でナイチンゲールの事に筆を染めた人が四人あつた。その中の一人は私で、明治四十三年警醒社書店から出版した『クリミヤの天使ナイチンゲール』がそれである。私がこの本を書き了つた翌々日、嬢の訃電に接したのは、全く不思議に思はれた。又私はこの本の出版後間もなく、ツーリイ女史の鶯嬢傳を得て、それを參考し得なかつたことを非常に殘念に思つた。その刹那から私は將來もつと詳しいものを書かうといふ決心を起したのであつた。元來鶯嬢は極めて謙遜な性質であつて、自分のしたことを世間に吹聽されることを心から忌み嫌つた。自身はいふまでもなく、親戚知己にさへ、傳記材料を他

一

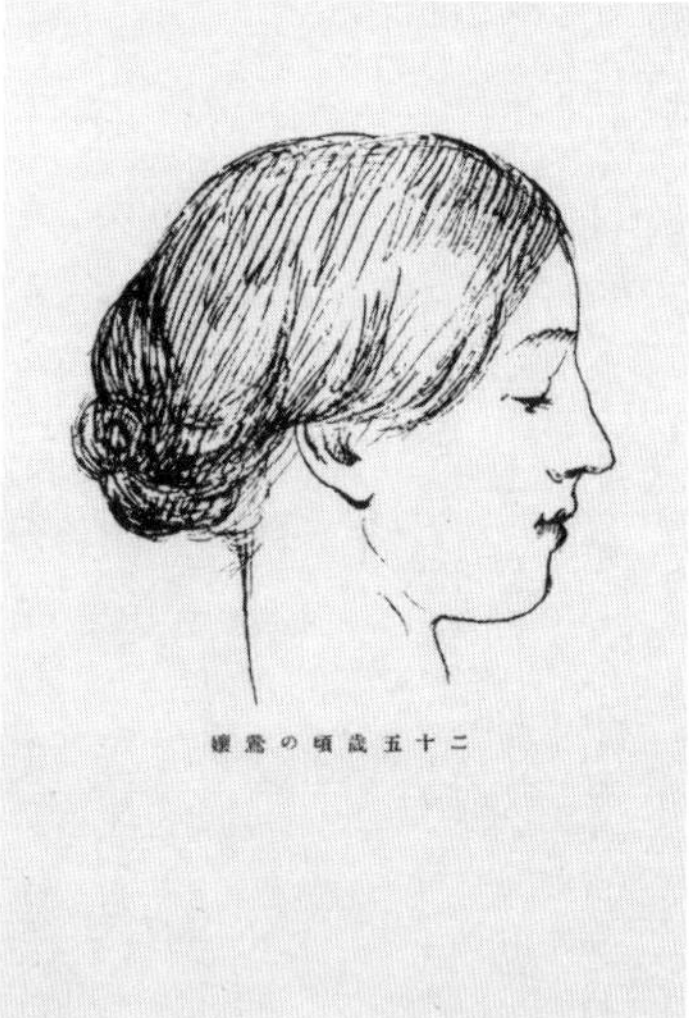

図3　村田 勤『フロレンス・ナイチンゲール嬢伝』（1921）
右のナイチンゲールの肖像は、原書掲載の図が版権の問題で複写できなかったため、日本の肖像画家に描き写してもらったとの記載がある。
（国立国会図書館デジタルコレクション）

可能にした背景についても言及している。それはイギリスのストレイチーが、いわばすでに常識として共有されている心情として、あえて説明しなかったものともいえる。ナイチンゲールが活躍の場を得るには、彼女の気持ちを理解し、その活動を支援する者たちが必要だった。一八〇〇年代のイギリスにはそのことを可能にする共通の経済的・文化的基盤をもつ社会層が存在していた、と村田は説く。

　一千頁に餘《あま》る詳しい鶯孃の傳記を熟読した自分にさへ、時折解しかねる點《てん》があるやうだから、一般讀者の爲に私の心付いた事と彼が平生の生活の模様を叙べて、この不思議な女傑を理解する資料《たすけ》にしたいと思ふ。その一は孃の生活した英国の社會及び家庭の模様が、我邦現今のそれと大に違ふて居ることである。〈中略〉ナイチンゲール家の社會的地位はどの邊であつたらうかといふに、そは上流階級（ゼントリイ）ではなく、中流階級（スクワイア）に屬してゐた。▼9

あまたあるナイチンゲール伝の中で、「ナイチンゲール家は上流階級でなく中流階級であった」と書いた評伝は、この書を除いて筆者は知らない。そして村田のこの指摘は、ナイチンゲールの物語を読み解くうえで重大なヒントを与えている。

　ワルタアロー戦（一八一五年）後、英國の上流社會と中流社會の大部分に取つては、生活問題は殆ど思慮の外であつた。ケムブリッヂ、オックスフォード兩大學の紳士教育は、かゝる社會を背景として始めて行はれたもので、この背景の存しない邦にその教育を移植しようとしても、到底駄目であらう。[9]

イギリスではすでにこの時期、今日明日の生活にあくせくしなくてもよい者たちが一つの社会階層として形成されており、同質の価値観を共有していた。

本書の主人公も嘗《かつ》て生活の事を顧慮する必要がなかつた。唯どうして、何をして、どういふ目的の爲に、我一生を送るべきであらうかと考へたのであつた。彼がこの問題をどう決めたかといふ事は詳しく本傳に記したから、茲《ここ》に述べるには蛇足であらう。[9]

そのうえで村田は、こうした社会階層がいまだ出現していない大正期の日本では、ナイチンゲールのような女性の登場を望むのは難しかろう、と嘆いた。

唯鶯嬢が不自由の身で、自由の活動を試み、その親戚友人も寛大親切に手傳つて、その志を遂げしめたのを見て、日本ではとても爲し得られない、又殊に男尊女卑の國では爲すことを許されない現象であると思ふ。その原因は恐らく生活程度と國民性の相違にあるのであらう。とにかく文化生活の可能性を多量に具備して居る社會とその國民は幸

福である。経済的にも倫理的にも、我等はまだ向上すべき廣い餘地《よち》があるやうに思ふ。▼9

さて今日振り返って、はたしてどうだろうか。現代の日本では、ナイチンゲールに共感できる女性は、はるかに増えているのではなかろうか。

親類や近隣の行事のために時間を空費したり、毎日とりとめもなく何かをとりちらかしているだけの生活はまっぴらだ。日々の糧を稼ぎ出すためにだけ働きたいのではない。私の全力を捧げるに値する仕事に就きたいのだ。「まさにこの仕事を成し遂げるために、今日までの私があったのだ」と心の底から思えるほどの仕事に就きたい。「私がその場にいなくては、どうあってもその事業は立ちいかない」といえるほどの仕事に。――これがフローレンスの気持ちだった。

子どもにはこういう気持ちはわからない。しかし大人になってそういう気持ちを抱いたとしても、女性というだけでその気持ちを実現する機会は阻まれていたし、今でも狭められている。だからこそフローレンスの物語は、今日に生きる者にとっても、身を切られるような話として読むことができる。

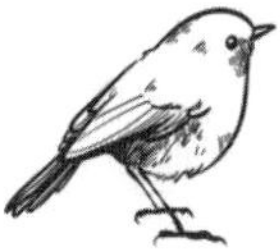

終わりに——ナイチンゲールを再発見する

フローレンス・ナイチンゲールの研究はクックの伝記をもって終わったのではない。一九五〇年、セシル・ウーダム・スミスは、クックが見ることのできなかったナイチンゲールの近親者たちの資料をもとに、新しいナイチンゲール伝を公にした[10]。この書によって、ナイチンゲールの青春期の苦悩はより鮮明に描かれることになった。日本でも『ナイチンゲール著作集』全三巻の刊行[11]（一九七四〜七七年）やセシル・ウーダム・スミスによる伝記の翻訳刊行（一九八一年）[12]を基礎に、ナイチンゲールの理解は格段に深まった。それと並行して、彼女の心情に共感できる者たちの層も、イギリスの内外を問わず広がっていった。

これまでにもフローレンス・ナイチンゲールは何度も「発見」されてきた。筆者の手元にあるだけでも、戦後、二十本以上の書籍や雑誌で「ナイチンゲールの再発見」が語られている。なるほど彼女は生前から偶像化され、国家にとって都合のいい模範的な女性として持ち上げられてきた。けれども、彼女は既存の社会規範を体現しただけの人物ではなかった。ナイチンゲールは時代の新しい潮流に押し上げられながら、古い規範を破壊し、新しい規範を打ち建てる境界線上に立ち、そして見事にそれをやってのけた。

ナイチンゲールが社会に登場する前と後とでは、社会の規範が異なっている。彼女がそれを変えたからだ。新しい規範を打ち立てる過程で、彼女は「道徳の破壊者」とならざるを得なかった。「修身のお手本」どころではなかったのだ。

しかしまだ続きがある。彼女がつくった新しい規範が人びとに支持され、それが既存の規範となる過程で、ナイチンゲールは「道徳の守護者」としての位置に立たされることになった。ナイチンゲールが既存の規範の第一人者として押し出されるうちに、当初は鮮烈で新鮮だった人物像は輝きを失い、陳腐で形骸化した通俗道徳の体現者へと廃頽していく。その結果は、ナイチンゲール伝説の忘却だろうか。いや、ナイチンゲールの神話を暴き、実像に迫ろうとした人たちは、彼女が直面した深い葛藤を目の当たりにし、実像にたじろぎ、圧倒され、そうして本当のフローレンス・ナイチンゲールを何度も再発見してきた。

こういうことが起こるのは、私たちが自らの経験をもとに彼女の人生を生き直し、新しい規範を自分の中に打ち立て続けているからである。子ども向けの伝記ではナイチンゲールの本当の気持ちは伝えられない。だからこれからも、子どもが大人になってナイチンゲールの物語を読み返したとき、「ナイチンゲールの再発見」をするだろう。

試みに近くの本屋に行き、子ども向けのナイチンゲール伝を手に取ってみてほしい。売り場の中でいちばん厚い本がよい。子ども向けに書かれた本文ではなく、大人を対象にした巻末の解説を立ち読みすれば、あなたは必ずやその場で「ナイチンゲールの再発見」をして立ちすくむだろう。

引用文献

▼1 徳富蘆花：史談 修羅場裡の天使（ナイチンゲール女史の事跡）、家庭雑誌、三六：九〜一三／三七：九〜一七／三八：八〜一三、一八九四（明治二七）

▼2 竹越竹代：婦人立志篇、警醒社書店、一八九二（明治二五）

▼3 Nightingale, Florence : Una and the Lion, Riverside Press, 1871

▼4 根本正 訳編：欧米女子立身伝、吉川弘文館、一九〇六（明治三九）

▼5 Cook, Edward : The Life of Florence Nightingale, Macmillan, 1913

▼6 エドワード・T・クック（中村妙子ほか 訳）：ナイティンゲール—その生涯と思想Ⅰ〜Ⅲ、時空出版、一九九三〜九四

▼7 Strachey, Lytton : Eminent Victorians: Cardinal Manning, Dr. Arnold, Florence Nightingale, General Gordon, The Modern Library, 1918

▼8 リットン・ストレイチ（龜井常蔵 訳補）：フロレンス・ナイチンゲール、青木書店、一九四〇（昭和一五）

▼9 村田 勤：フロレンス・ナイチンゲール嬢伝、警醒社書店、一九二一（大正一〇）

▼10 Woodham-Smith, Cecil : Florence Nightingale, 1820-1910, Constable, 1950

▼11 フロレンス・ナイチンゲール（薄井坦子ほか 編訳）：ナイチンゲール著作集 一〜三巻、現代社、一九七四〜七七

▼12 セシル・ウーダム・スミス（武山満智子、小南吉彦 訳）：フロレンス・ナイチンゲールの生涯、現代社、一九八一

伝記に描かれたナイチンゲール像
——昭和初期から戦後まで

山崎　麻由美

山﨑 麻由美 やまざき・まゆみ
神戸常盤大学保健科学部診療放射線学科 教授
一九八五年 神戸女学院大学大学院文学研究科英文学専攻、文学修士（英文学）。一九八八年 甲南大学大学院人文科学研究科英文学専攻博士課程単位取得。二〇一一年 テンプル大学大学院、教育学修士（英語教授法）。
主な著書・訳書：『チャールズ・ディケンズ「大いなる遺産」―読みと解釈』（共著）（英宝社）、『英米文学文化の異民族・異邦人・異人種（増補版）』（共著）（MyISBN）、『ナースのための反省的実践―教育と臨床をむすぶ学びのコア』（共訳）（ゆみる出版）など。

ナイチンゲール像は時代の風潮と書き手の思想を映し出しながら創り出されてきた。太平洋戦争（昭和一六～二〇［1941-45］年）を経験し、その前後で社会も人びとの考え方も大きく変わった。それとともにナイチンゲール像も変わっていったのだろうか。本稿では「もはや戦後ではない」と経済白書で宣言された昭和三一（1956）年あたりまでに描かれたナイチンゲール像をみていきたい。

大正から昭和までのナイチンゲール

大正五（1916）年一一月の「婦人公論」は、「女子職業調べ」という記事の「看護婦」について、「ナイチンゲールの理想とまではいかないが、看護婦には看護婦相應の理想がなくてはならぬ」という言葉で始めている。記事は「病苦に悩む人を救けてやろうと云うのは、理論的に云ってこの世に於ける最も犠牲的な没我的な献身的な愛の発露と見なさなければならない」▼1と続いていく。「ナイチンゲールの理想」とはどのようなことなのかは書かれていないが、ここではナイチンゲールと「献身的な愛の発露」が結びつけられていることに注目したい。

つまり、「ナイチンゲール」が喚起するのはこのような「献身的な愛」だったのだ。

この記事の理想とする看護婦が、吉屋信子の『花物語』[★1]の「ダーリア」に描かれている。看護婦見習の道子は小学校を出てすぐに、慈善病院で働き始める。ある日、豪家の令嬢が事故にあって運び込まれ、道子が担当することになる。骨身を惜しまぬ道子は、「小さき、我がナイチンゲール嬢」と呼ばれるのである。後日、その令嬢の話し相手として道子を引き取り、家族同様の待遇をしたいとの申し出がされる。しかし道子は、「可哀想な貧しい方達の病の床の前で、光となり力と」なりたいと、その申し出を断るのである。

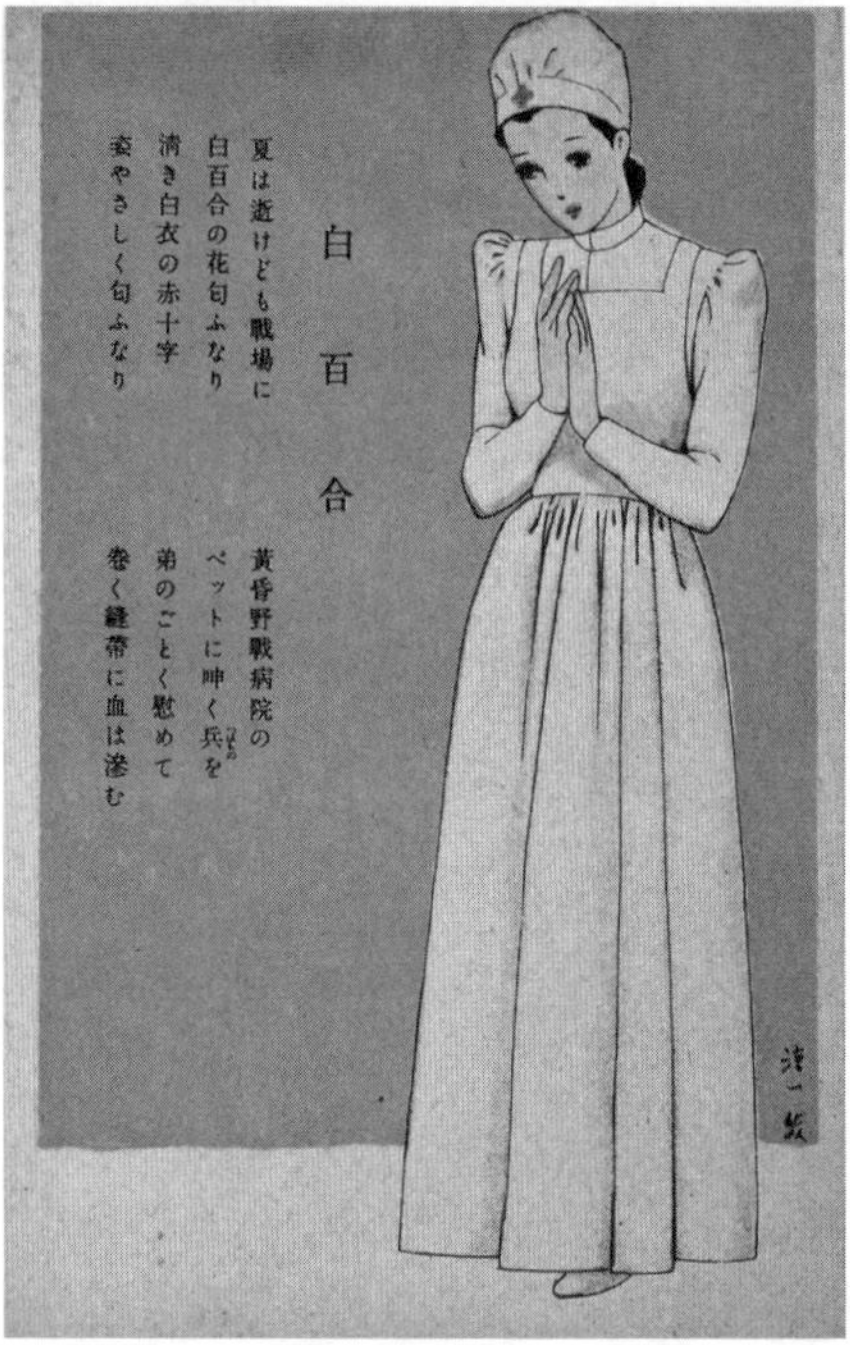
白百合
夏は逝けども戦場に
白百合の花匂ふなり
清き白衣の赤十字
姿やさしく匂ふなり
黄昏野戦病院の
ペットに呻く兵《つはもの》を
弟のごとく慰めて
巻く繃帯に血は滲む

図1　中原淳一の慰問絵はがき
「慰問用国民歌絵葉書」セットの1枚。西条八十が作詞した、従軍看護婦を歌った軍歌「白百合」の歌詞が記されている。
© JUNICHI NAKAHARA / HIMAWARIYA

クリミア戦争でのナイチンゲールは、当時イギリスで「天使」や「聖人」として描かれていた。[★2] 日本でも明治時代にはじめて紹介されて以来、ナイチンゲール嬢と聞いて人々が思い浮かべたのは、道子のようなひたむきで、中原淳一[★3]に描かれた清純な看護婦の姿だったのではないだろうか（**図1**）。リットン・ストレイチーの「ナイチンゲール伝」が日本で出版されるまでは。

「社会を変えようとした活動家」――宮本百合子のナイチンゲール

ストレイチーが『Eminent Victorians』を上梓したのは大正七（1918）年である。日本では、岩崎民平（明治二五〜昭和四六［1892-1971］）によって昭和一四（1939）年に訳本が出版された。ストレイチーが取り上げていた「宗教家」「教育者」「活動家」「冒険家」の四人のうち、「活動家」ナイチンゲールの部分のみを翻訳した『ナイティンゲール評傳』であった。岩崎は後書きでストレイチーのナイチンゲール伝が世間を驚かせたことについて触れ、「一般にはただクリミアの白衣の天使として記憶されていた伝説のナイティンゲールは（略）闘士としての、女傑としての彼女の真面目が一般公衆の眼前にさらけ出されたからである」[▼2]と記してい

★1 「少女画報」大正五〜一三（1916-24）年に連載。
★2 矢口朱美：ナイチンゲールはフェミニストだったのか―作家ヴァージニア・ウルフの視点から．ナイチンゲールはフェミニストだったのか（ナイチンゲールの越境3：ジェンダー）、九二〜九八頁、日本看護協会出版会、二〇二一を参照。
★3 中原淳一（大正二〜昭和五八［1913-83］）、画家。昭和初期に少女雑誌の挿絵で人気を博した。

る。

そしてこのストレイチーのナイチンゲール像は、宮本百合子[★4]を通して広く一般の目に触れることとなる。彼女は岩崎訳の『ナイティンゲール評傳』をもとに「フロレンス・ナイチンゲールの生涯」を著したのである。「フロレンス・ナイチンゲールの生涯」は昭和一五（1940）年四月に「婦人朝日」に掲載された後、百合子の随筆集『明日への精神』[▼3]へ収録（図2）され、同年一〇月に出版された。この『明日への精神』は書店に並ぶとたちまち重版になるほどよく売れた。

その後、百合子は終戦の翌年に、ナイチンゲールを含めた四人の女性の生涯をまとめ、『真実に生きた女性達』として出版する。百合子はその前書きで、彼女たちは「歴史によって生み出された。けれども、明日の歴史をつくってゆく新しい力のいくらかは、疑いなくその彼女たちによって生まれているのである」[▼4]と述べている。百合子にとってナイチンゲールは、「明日の歴史をつくる」人物であったのだ。

「フロレンス・ナイチンゲールの生涯」で百合子は、ストレイチーが描き出したナイチンゲール像に独自の視点を加えている。けがをした犬のエピソードに関して、ストレイチーは、「傷ついた犬の足に、人間の足にするように入念に手当てをしてやったのは何故であろうか」と疑問を呈しているだけだが、百合子はその問いに鋭い答えを出す。

…この挿話がもし実際あったことなら、本当の面白さは後から粉飾された小天使めいた解釈とは別のところにあると思われる。小さい犬を可哀そうがる心は、子供にとって普通といえる自然の感情だけれども、その感情を徹底的に表現して、犬の脚に副木をつけるまでやらなければ承知出来なかったフロレンスの実際的で、行動的な性質こそ、彼女の生涯を左右した一つの大特色であったと思う。そして又、その小さい少女の彼女が、牧師を終りまで手伝わせねばおかなかった独特の人を支配していく力、それもやはりこの婦人の生涯を貫いた特徴ある一つの天稟《てんぴん》であった。[5]

（原本の旧仮名は現代仮名に改めた。以下同）

百合子はこのエピソードにナイチンゲールの本質を言い当てたのだった。

さらに百合子は、プロレタリア作家の視点でナイチンゲールの生き方をとらえている。ナイチンゲールが社会衛生の仕事に情熱を感じた理由について、「無責任な幾多の伝記者は、ここであの犬の挿話を思い出し、ナイチンゲール嬢の天使の心を描き出すのであるが、現実はもっと強力複雑な動機を時代の空気として持っていた。その事実は、私たちにとって真面目に理解されなければならない」[6]と記している。当時の格差社会のイギリスは、より良い社会へ向けて模索を続けていたとし、「たとえ、淑女らしさという金縛りを身にうけてはいても、その時代の先進国であったイギリス生まれの知識婦人であったフロレンス・ナイチン

★4　宮本百合子（明治三二〜昭和二六［1899-1951］）、プロレタリア作家。戦時下でも転向せず、何度も検挙投獄された。代表作『伸子』『播州平野』。戦後は女性に関する評論を多く発表した。

ゲールが、社会衛生、道徳改善の事業にその規模の大きい現実的な精力の対象を見出したということは、決して不思議ではなかったのであった」[7]と記している。百合子はストレイチーの伝記から、当時の社会を背景にナイチンゲールの生き方を描いてみせたのである。

「日本女性の生き方の手本」──岡田禎子のナイチンゲール

百合子が「フロレンス・ナイチンゲールの生涯」を著した翌年の昭和一六（1941）年、岡田禎子[5]が『ナイティンゲール傳』（図2）を主婦之友社から出版する。その特色は、ナイチンゲールの生き方こそ範とすべきだという明確な意図で女性の読者に向けて書かれていることである。前書きで禎子は、ナイチンゲールの生涯は「真に女らしい心と、真に女らしい手とによって、どんな仕事ができるものかを、全世界にむかって示した」[8]と述べ、「私たち日本の女性にとつて、一番必要なのは、ナイティンゲールのような性格と仕事のしかたではなかろうかと、私はいつも思っていました。そして、そう思う心から、この本も書いたのです」[9]と続けている。晩年のナイチンゲールのもとを訪れた津田梅子と安井哲のエピソードを数ページにわたって入れたのも、日本の若い女性読者を意識してのことだったと思われる。読者はナイチンゲールを身近に感じ、また日本人が著名なナイチンゲールと同席したことを誇りにも思っただろう。

また禎子は、ナイチンゲールを傷病兵たちの優しい看護婦に留めおかなかった。彼らのために読書室や娯楽室をつくったこと、歯に衣着せぬ報告書を本国に送ったこと、戦後は看護婦学校設立に尽力したこと等も記している。

禎子のナイチンゲール伝のもう一つの特徴は、参考にした文献を明らかにしていることである。彼女は「エドワード・クック卿の『ナイティンゲールの生涯』、エリザ・エフ・ポラード女史の『傷兵の友ナイティンゲール』、村田勤先生の『ナイチンゲール嬢傳』なぞをもとにして、ナイティンゲールの性格と仕事のしかたとを、できるだけ正しくに伝えることにつとめました」▼9と記している。底本が明らかでない伝記も

★5 岡田禎子（明治三五〜平成二［1902-90］）、劇作家・小説家。岡本綺堂に師事。代表作『正子とその職業』。

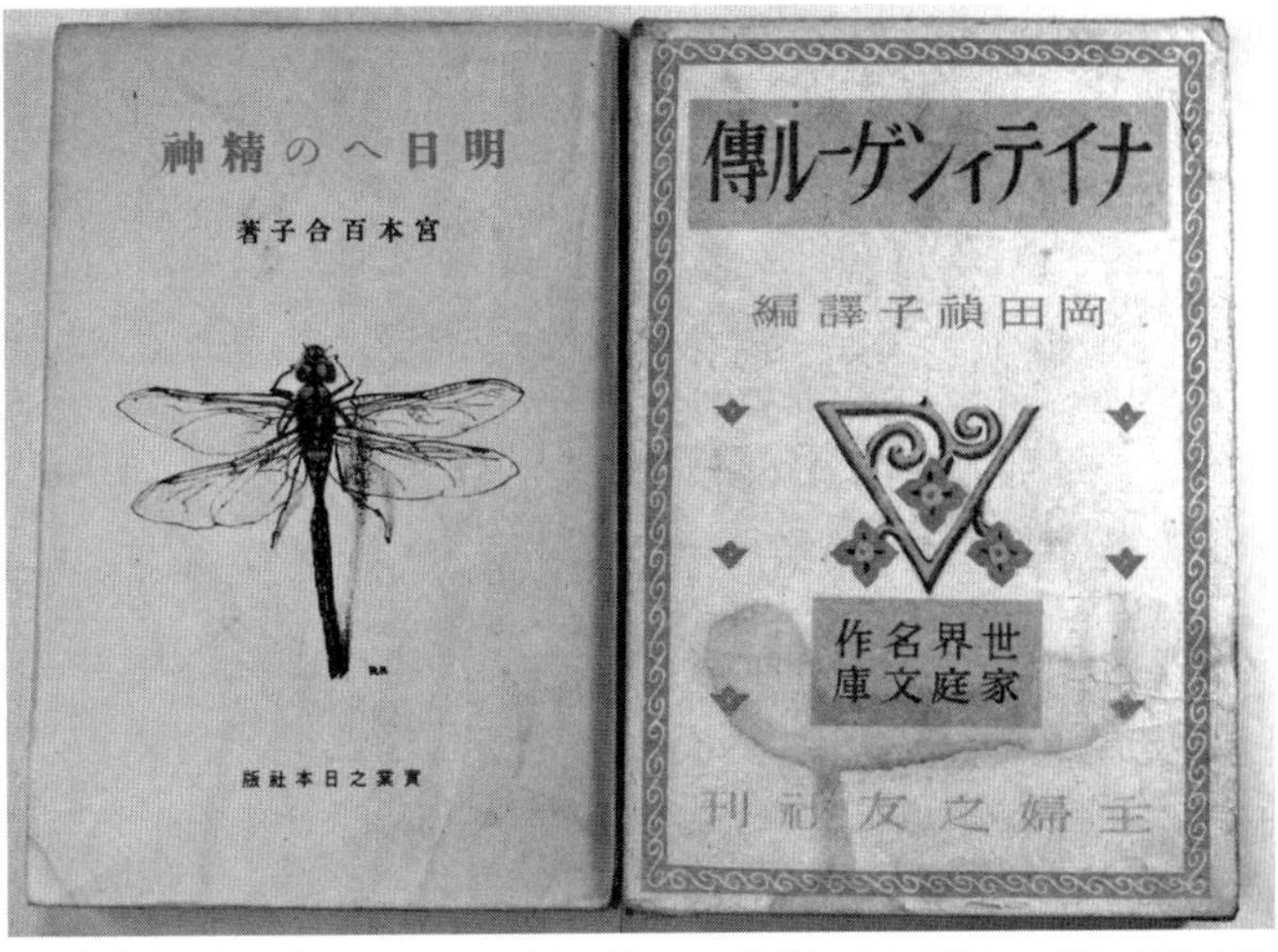

図2 宮本百合子「フロレンス・ナイチンゲールの生涯」（左）（『明日への精神』収載，実業之日本社，1940）と岡田禎子 訳編『ナイティンゲール傳』（右）（主婦之友社，1941）

多かった当時、この記載は正確な伝記を書くために原典をあたったという禎子の意気込みの表れといえるだろう。それは彼女の「一人でもたくさんの人にとって、いっそうよい生きかたについて、考える手引きになってくれるようだと、うれしいと思います[10]」という言葉にも表れている。

「愛の天使」――明治生まれの作家たちのナイチンゲール像

岡田禎子のナイチンゲール伝が出版された昭和一六（1941）年は太平洋戦争開戦の年でもあった。四年に及ぶ戦争の終結後、その間の沈黙を埋めるように伝記が続々と出版される。戦後の児童書について、勝尾金弥は「敗戦後数年を経て……新旧を問わず多くの社が伝記のシリーズ出版に取掛かった。その各社に共通する最大の特徴は、被伝者が欧米を中心とする外国人で占められている点だった。それれば、欧米各国を敵として戦ったことへの反動であったし、「民主的で文化的な国家を建設して世界の平和と人類の福祉に貢献しよう」という教育基本法に沿ったものでもあった[11]」と述べている。

その言葉どおり、ナイチンゲール伝も数多く出版された。同一出版社から違うシリーズで出版されることもあった（表1）。「クリミア戦争の天使」という従来のイメージと「赤十字社創設にかかわっていた」という一部の誤解も手伝って、ナイチンゲールはまさに戦後の伝記向けの人物だったといえるだろう。

表1にあげた伝記は、出版社やタイトルは違っても、作者の意図は驚くほど似ている。それはナイチンゲールが「愛情あふれる女性（天使）」であり、努力をおこたらず業績を残した「立派な人」であり、読者に「ナイチンゲールのような人になってもらいたい」というメッセージである。

三木澄子[★6]の『ナイチンゲール』を例にとってみる。前書きには「ないちんげーるは、せかいじゅうの かんごふさんの おてほんに されて いる 人です。じぶんの ことは わすれて、びょうきの 人や、まずしい 人の ために はたらきました。みなさんも、ないちんげーるのような

★6 三木澄子（明治四一～昭和六三［1908-88］）、児童文学作家。少女小説を多数発表。

表1｜昭和20～30年代に出版されたナイチンゲールの主な伝記

書名	著者	出版社	出版年
傳記 ナイチンゲール	眞下五一	小峰書店	昭和25（1950）
クリミヤの天使 ナイチンゲール	露木陽子	偕成社	昭和25（1950）
ないちんげーる	久米元一	大日本雄弁会講談社	昭和27（1952）
愛の天使 ナイチンゲール	吉田絃二郎	ポプラ社	昭和28（1953）
ナイチンゲール	酒井朝彦	金子書房	昭和29（1954）
ナイチンゲール	住井すゑ	小学館	昭和30（1955）
赤十字のおかあさん ナイチンゲール	村岡花子	日本書房	昭和30（1955）
ナイチンゲール	丹野節子	大日本雄弁会講談社	昭和31（1956）
偉人ものがたり ナイチンゲール	三木澄子	偕成社	昭和33（1958）

やさしい こころをもった人に なって ください▼12」と書かれている。このナイチンゲール伝では、クリミアから戻り生涯を終えるまでの年月は最終章に手短にまとめられ、章題は「あいの てんし」とつけられている。

住井する★7は、ナイチンゲールは「じぶんだけ しあわせでも、うれしく なかった」と『橋のない川』の作者らしさがうかがえる記述をしている。しかしその理由を「フロレンスには、せかいじゅうの 人が、みんな お友だちでしたから▼13」とナイチンゲールを博愛主義者としており、伝記の内容も他の作者と大差はない（図3）。

この時期のナイチンゲール伝が少女向けに書かれたとは一概にはいえない。しかし、この表にあがっている作者たちは明治生まれであり、兵士たちの「天使」や「母」といった明治・大正からのナイチンゲールのイメージを共有していただろう。そのため、どの伝記でもクリミアでのナイチンゲールの愛に溢れる活動が山場となっているのだと思われる。伝記を読んで、「ナイチンゲールのように立派な人なること」が看護職と結びつくことは自然なことだっただろう。「みなさんは、びょうきの とき、おせわに なる、やさしい かんごふさんが だいすきですね▼14」という三木澄子の前書きから、読者は「ナイチンゲール＝優しい＝看護婦」と連想したのではないだろうか。

★7　住井するゑ（明治三五～平成九［1902-97］）、女性農民作家。代表作『橋のない川』。戦後は児童文学も手がけた。

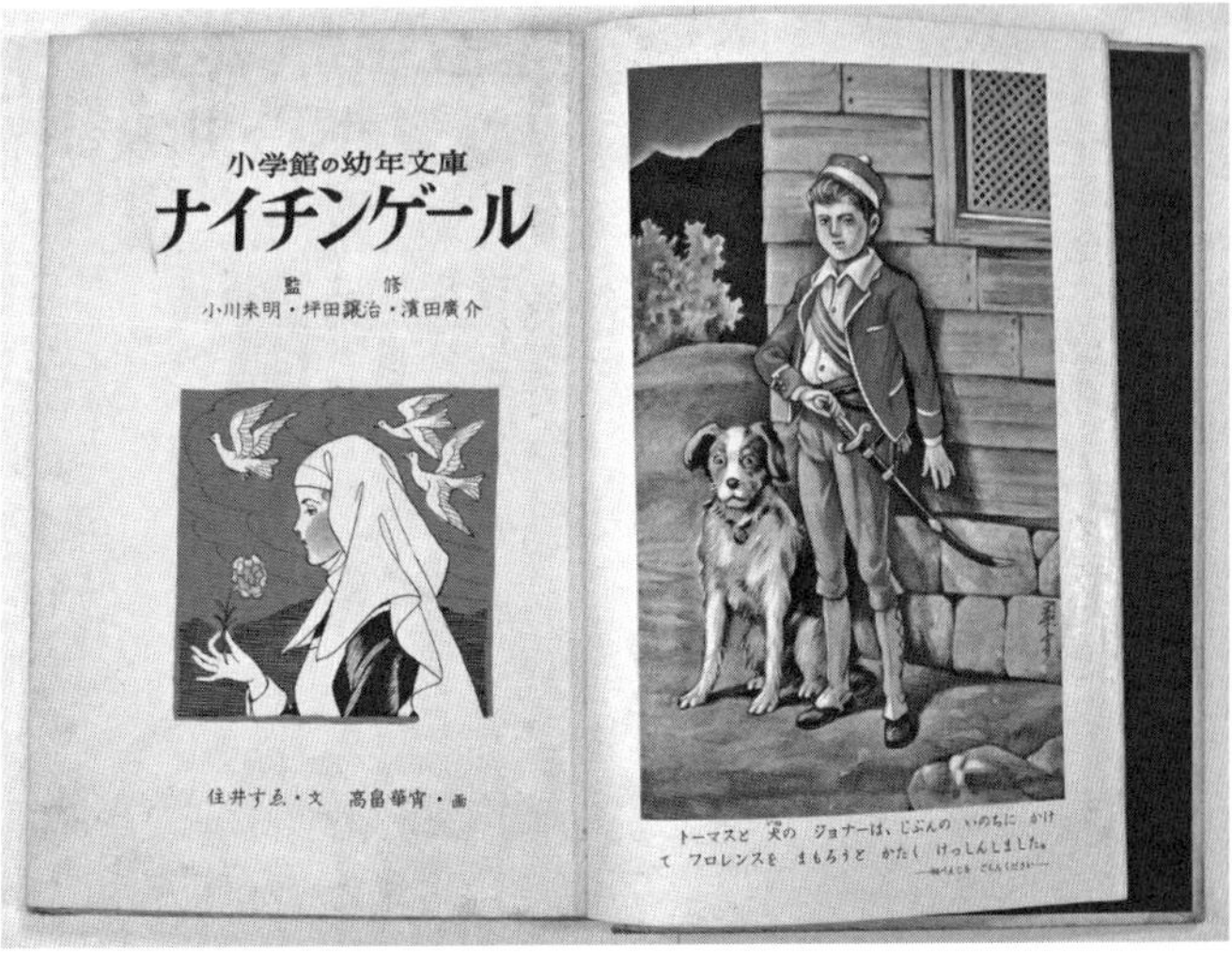

図3｜住井すゑ『ナイチンゲール』（小学館，1955）

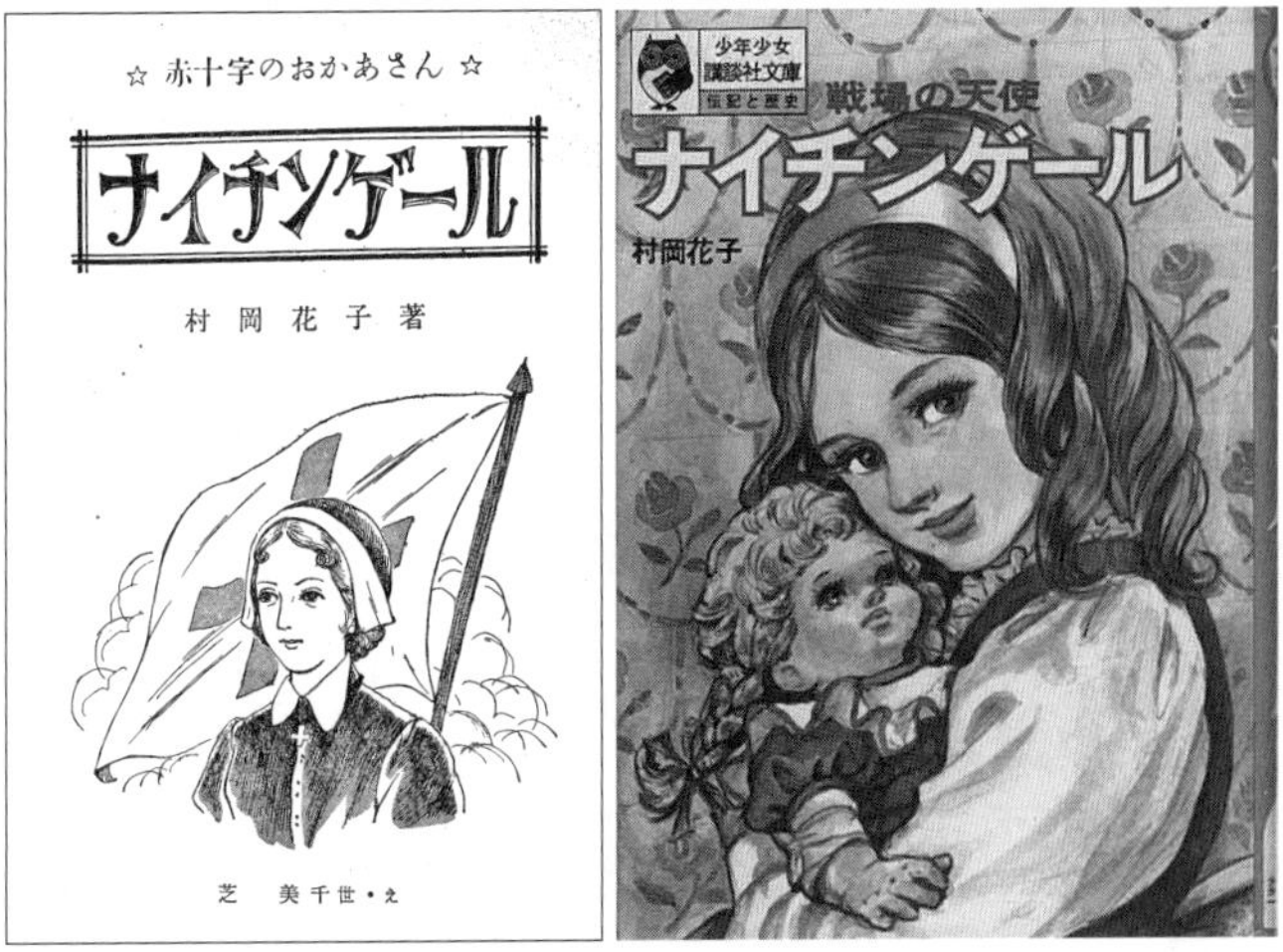

図4｜村岡花子『赤十字のおかあさん ナイチンゲール』（左）（日本書房，1955）、『戦場の天使 ナイチンゲール』（右）（少年少女講談社文庫，1972）

「教育的な視点から」――村岡花子のナイチンゲール像

村岡花子[★8]ほど多くのナイチンゲール伝にかかわった作家もいないだろう。自身が執筆した作品も、監修という立場で編集に携わった作品もある（表2）。

花子が生前携わっていたナイチンゲールの伝記（図4）の内容も、前述の明治生まれの作者たちと大差はない。しかし彼女の特徴は、伝記を「教育的視点」でとらえていたことである。戦後に若い女性の生き方に関する多くの著作を残した花子らしい姿勢である。昭和二二（1947）年、雑誌「ひまわり」に寄せた「読書について」で、花子は「私たちが今まで読んだものの中で、自分が引き上げてくれたと意識される書物はどんなものであったかを、静かに思い返してみましょう。そして、そういう種類の書物を求めるようにしましょう[▼15]」と諭している。ナイチンゲールの伝記もそのような書物だと確信をもっていることが前書きからうかがえる。『赤十字のおかあさん ナイチンゲール』の前書きは「先生と父兄の皆さまへ」という書き出しで始まり、花子は地上から戦争をなくすために「……もう一度、愛の天使ともいうべきフローレンス・ナイチンゲールの生涯を、よく考えてみたいと思います。特に世の子供さんたちに、ナイチンゲールの歩んだ道を知らせるのは、意義深いことだと私は信じます[▼16]」と記している。

もう一冊、花子が編集した『すぐれた女性になった少女の肖像Ⅱ』を見てみよう。これは三巻のシリーズ本で、ヴィクトリア女王をはじめ、著名な女性たちの子ども時代を小説風に描いたものである。花子自身はナイチンゲールの章の執筆はしてはいない。しかし、このシリーズの主眼を花子は次のように述べている。「……すぐれた女性になった人々は幼い時代にも、その性格の中にどこかふつうの人とちがったものを持っていたのです。その特長をりっぱに育てあげた人々がすぐれた

表2 | 村岡花子が携わったナイチンゲールの伝記

書名	出版社	出版年
赤十字のおかあさん ナイチンゲール	日本書房	昭和30（1955）
犬をかんごした少女（『偉人の話 4年生』の中の1篇）	金の星社	昭和31（1956）
ナイチンゲール（『少年少女伝記全集4』）	講談社	昭和36（1961）
＊愛の少女“クリミアの天使”フローレンス・ナイチンゲールの少女時代（『すぐれた女性になった少女の肖像2』）	実業之日本社	昭和37（1962）
＊ナイチンゲール（『世界のいじん13』幼年絵童話全集）	偕成社	昭和38（1963）
＊ナイチンゲール（『えらいひとのお話』世界の童話28）	小学館	昭和43（1968）
戦場の天使 ナイチンゲール	少年少女講談社文庫	昭和47（1972）
赤十字の母 ナイチンゲール	講談社 火の鳥伝記文庫	昭和56（1981）
戦場に命の光 ナイチンゲール	講談社 火の鳥伝記文庫	平成29（2017）
ナイチンゲール「看護」はここから始まった	講談社 青い鳥文庫	令和2（2020）（ナイチンゲール生誕200年）

＊は花子が監修を務めた書籍

女性となったわけです。それには家庭も環境も関係することでしょう。けれども、その人――その子――自身の強さがかなりの力を持ちます。これらのことを考えながらこの本を読んでいただきたいのです。[17]」これが、村岡花子が読者に望んだ読み方であったのだ。

＊

宮本百合子によって描かれた「社会を変えるべく情熱を注いだナイチンゲール」と、岡田禎子によって示された「働く女性の手本としてのナイチンゲール」は、太平洋戦争を挟んで「博愛の天使」に逆戻りする。その流れは長く続き、吉田新一がセシル・ウッダム－スミスのナイチンゲール伝を少年少女向けに訳した伝記[18]のタイトルにも、「クリミアの天使」という言葉がついている。

村岡花子の『戦場の天使 ナイチンゲール』の締めくくりに、林塩《はやししお》が[★9]「おかあさんの心[19]」という一文を寄せている。塩は自分が看護婦になりたいと思わせたきっかけの一つがナイチンゲールの物語だったと述べている。先生が朗読する犬を助けるエピソードを級友たちと涙ぐみながら聞いたことや、その教科書の挿絵をはっきりと思い出せるという。宮本百合子の言葉を借りるならば、「この挿話がもし実際あったことなら」、その意義はナイチンゲールの行動が少女たちの心を揺り動かし育ててきたところにあるのだろう。

★8 村岡花子（明治二六～昭和四三［1893-1968］）、児童文学者・翻訳家。童話集『桃色のたまご』、翻訳『赤毛のアン』シリーズ、『クリスマスキャロル』ほか執筆多数。

★9 林塩（明治三七～平成四［1904-92］）、看護師。日赤病院に長く勤める。戦後アメリカへ留学した。日本看護協会会長を務め、後に参議院議員に選出された。

引用文献

▼1 岩見照代 監修:「婦人雑誌」がつくる大正・昭和の女性像、第22巻 職業1、九頁、ゆまに書房、二〇一六
▼2 リットン・ストレーチィ(岩崎民平 訳):ナイティンゲール評傳、一二三頁、実業之日本社、一九三九(昭和一四)
▼3 宮本百合子:フロレンス・ナイチンゲールの生涯.明日への精神、実業之日本社、一九四〇(昭和一五)
▼4 宮本百合子:真実に生きた女性達、まへがき、創生社、一九四六(昭和二一)
▼5 前掲書4、二頁
▼6 前掲書4、八〜九頁
▼7 前掲書4、一〇頁
▼8 岡田禎子 訳編:ナイティンゲール傳、世界名作家庭文庫、四頁、主婦之友社、一九四一(昭和一六)
▼9 前掲書8、四頁
▼10 前掲書8、五頁
▼11 勝尾金弥:子どものための伝記と戦争.はじめて学ぶ日本の戦争児童文学史(鳥越 信、長谷川 潮 編著)、二一〇〜二一一頁、ミネルヴァ書房、二〇一二
▼12 三木澄子:偉人ものがたり ナイチンゲール、偕成社なかよし絵文庫24、一頁、一九五八(昭和三三)
▼13 住井すゑ:ナイチンゲール、小学館の幼年文庫23、八頁、一九五五(昭和三〇)
▼14 前掲書12、一頁
▼15 村岡花子:読書について、ひまわり、一(七):一五、一九四七(昭和二二)/村岡花子:村岡花子エッセイ 美しく生きるために、六三頁、主婦と生活社、二〇一四
▼16 村岡花子:赤十字のおかあさん ナイチンゲール、四頁、日本書房、一九五五(昭和三〇)
▼17 村岡花子 編:すぐれた女性になった少女の肖像Ⅱ、まえがき、実業之日本社、一九六二(昭和三七)
▼18 セシル・ウッダムースミス(吉田新一 訳):クリミアの天使 ナイチンゲール、世界の伝記15、学習研究社、一九七三(昭和四八)
▼19 林塩:おかあさんの心.戦場の天使 ナイチンゲール(村岡花子 著)、少年少女講談社文庫、一九七二(昭和四七)

「フローレンス・ナイチンゲール」劇の上演（1958）

日本看護協会は創立以来、ナイチンゲール精神の昂揚に努め、彼女の誕生日5月12日を中心にナイチンゲール記念事業を行ってきた。1958年は、東京俳優学校の協力により、5月15・16日に東京・銀座ガスホールにて「フローレンス・ナイチンゲール」劇（三影紳太郎作、斉田治良演出）の上演を行った。劇は全5幕で、ストーリーは以下のとおりであった。

第1幕—イギリスの良家に生まれ、高い教養の父母の薫陶を受けて何不自由なく育ったフローレンスは、当時の貴族の娘の常道であった良縁を求めて花嫁修業に明け暮れる生活を潔しとせず、心中苦悩を続けていた。彼女は貧しい人や病苦に悩む人たちに愛の手を差し伸べることを発意する。

第2幕—それから7～8年後。西欧各国の歴史、政治史、社会問題の研究を通して彼女の宿願は強固になる。ついには愛するミルンズの求婚を断り、家族の反対にも耳を傾けず、毅然として看護婦になることを志願するに至る。

第3幕—クリミア戦線に赴いたフローレンス。荒々しい看護兵の仕事であった傷病兵の看護をかよわい女性の身でみとり、周囲の偏見や悪意ある妨害を退け、数多くの困難を克服し、ひるみがちな部下の看護婦たちを叱咤激励し、硝煙の中に雄雄しく立ち働く彼女の姿は、天使と見まごうばかりの神々しさである。

第4幕— 47・48歳になったフローレンスは貧民救済に心を砕いていた。一方、女の幸福についてや死後の生命についてなどを考えることが多くなり、またクリミアで病を得た身体は衰えをみせていた。彼女のそばには、クリミア戦線で傷兵から養育を頼まれたトーマスが忠実な助手として常におり、昔の恋人ミルンズも時折訪れては、心こもった援助を与えていた。

第5幕— 90歳になったフローレンス。記憶力や思考力が極度に衰え、視力もほぼ失い、ベッドに寝たきりの孤独な生活をおくっていた。しかしこれまでの輝かしい業績により英独の皇帝から勲章が与えられ、またロンドン自由市民の称号も贈られた。こうして偉大なる愛の天使フローレンス・ナイチンゲールは、トーマスの介抱を受けながら安らかに昇天していく。

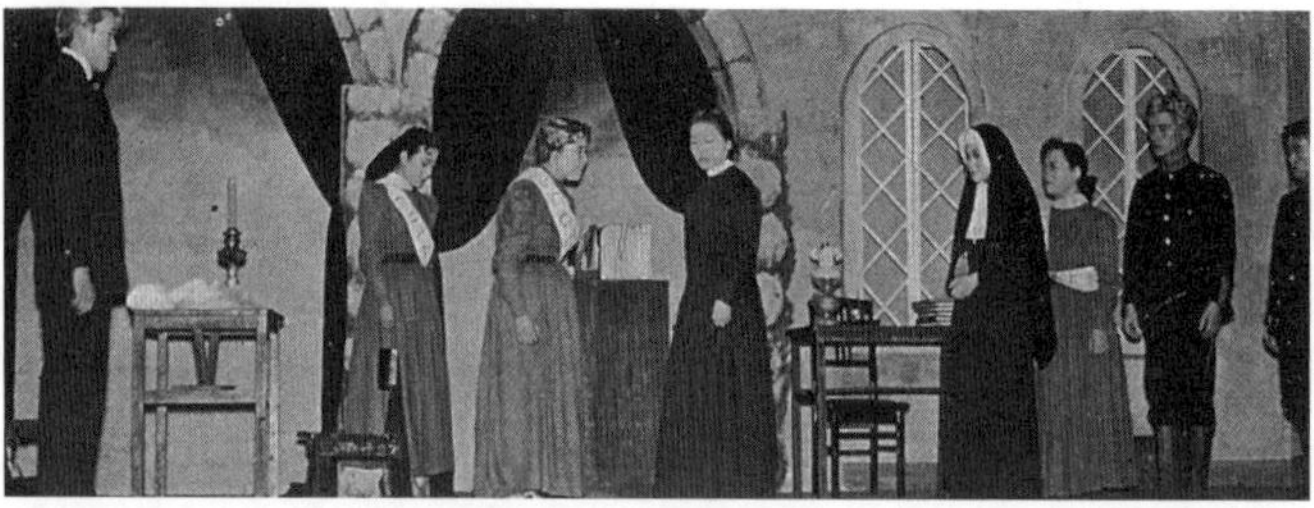

第3幕：激しい勤務に耐えかね規律を破った看護師が自らの非を悟り、詫びている。フローレンスの仕事を邪魔していた看護兵も協力するようになる。

ヒロインの条件——子ども向け学習マンガに描かれたナイチンゲール像の変遷

山中 千恵

山中 千恵　やまなか・ちえ

京都産業大学現代社会学部現代社会学科 教授

大阪大学大学院人間科学研究科博士課程修了、博士（人間科学）。大阪大学大学院人間科学研究科社会環境学講座、仁愛大学人間学部コミュニケーション学科を経て、二〇一七年より現職。専門は社会学、ポピュラー文化研究・マンガ研究。

主な著書・著作：『マンガ・アニメで論文・レポートを書く――「好き」を学問にする方法』（共著）（ミネルヴァ書房）、『マンガミュージアムへ行こう』（共著）（岩波書店）、「伝記学習マンガシリーズにおける〈学習・教育〉観――「有名性」概念を手掛かりとして」、マンガ研究、二四：七七〜九七、二〇一八、「子ども向け伝記学習マンガに示された「学ぶべき人生」――『キュリー夫人伝』から『世界伝記長編漫画 キュリー夫人 おもしろ漫画文庫』へ」、人間学研究、一八：七五〜八三、二〇二〇など。

「学習マンガ」と子どもの学び

子ども向けに編まれた伝記において、フローレンス・ナイチンゲール、マリー・キュリー、ヘレン・ケラーは根強い人気を誇る。これは学習マンガ版においても同様である。

ここで念頭においている「学習マンガ」とは、「学習漫画」（集英社）、「学研まんが」（小学館）、「学研まんが」（学研）、「まんが学習」（角川書店）など、各大手出版社が異なる商標を用いて発行している児童書籍のシリーズである。そもそも「学習マンガ」の定義は容易ではない。何らかの学びをもたらすマンガをこれに含めると、ほとんどのマンガ作品が「学習マンガ」だといえてしまうからだ。

「学習マンガ」は学校図書館や図書室に置かれているマンガでもある。一九九八年の全国図書館協議会による調査では、日本の小中高校の図書館・図書室および学級文庫の九割にマンガが、特に科学や歴史、古典、伝記等を扱う、教科教育と結びついた「学習マンガ」シリーズが置かれているという。[1] これらは、子どもたちが自分から選ばなくても、目に入ってしまうマンガなのである。

シリーズの一つである伝記は、国語科の学習指導要領における伝記学習や、近年の道徳科において紹介される人物伝と関連するものと位置づけられている。特に道徳科の教科書で取り上げられる人物は多様なため、歴史や古典を扱うシリーズに比べて、誰を重要視するべきかという点であいまいな部分がある。各出版社独自の判断による部分も少なくない。そこで、筆者が一九七〇～二〇一〇年代に発行された伝記シリーズの構成メンバーをリスト化し、その紹介文を分析してみたところ、どうやら①子どもにとっての職業モデル、②隠れたカリキュラムとしてのジェンダー規範、③新たな能力（「生きる力」など）のロールモデル、という三つの観点から「ふさわしい」と判断される必要があることがわかった。[▼2]

冒頭にも述べたように、フローレンス・ナイチンゲールは「学習マンガ」の伝記シリーズになくてはならない存在である。それは、出版社や読者たちが長きにわたってシリーズに「ふさわしい」と判断し評価してきたことを意味する。そこで本稿では、戦後発行された特定のシリーズを対象に、先にあげた人選のポイントをふまえ、作品内の職業の説明と選択動機、ジェンダー規範との関係、能力の評価に絞って整理し、どのように人物像が変化することで常に「ふさわしい」存在になってきたのか、その「ヒロインの条件」を追ってみることにした。もちろん、マンガ表現としての絵にも注目しておこう。これらの作業を通じて、「学習マンガ」の伝記シリーズがフローレンスをいかに描き、子どもたちに何をメッセージしているのかを考えてみたい。

変化する「ヒロインの条件」

今回分析の対象としたのは、表1に示した集英社版の四冊である。一九五三年に刊行開始された「おもしろ漫画文庫 世界伝記長編漫画」、一九五七年に始まる「学習漫画文庫 偉人物語編」、一九八四年の「集英社版 学習漫画 世界の伝記」、そして最も新しい二〇一〇年からの「集英社版 学習まんが 世界の伝記ＮＥＸＴ」の各シリーズにおけるナイチンゲール巻を取り上げる。集英社は戦後から継続して「学習マンガ」の伝記シリーズを出版しており、比較的変化が追いやすい。

まず、各シリーズにおける職業選択動機をみていく。各年代のシリーズすべてに登場するきっかけが、家庭教師の女性の言葉と神の啓示なのだが、「学ぶことの位置づけ」「なぜ看護の道なのか」という点において変化が認められる。

一九五三年、五七年のシリーズにおけるナイチンゲールの単行本では、家庭教師に「人を愛し、役に立つこと」が重要だと教えられる。一九八四年のシリーズでは、「勉強以上にもっとすばらしいこともおそわりました」として、教師に「人間は世の中の役にたたなければなりません」と前提され、そのために何が必要かを考えることを促される。ここまでのシリーズでは、多かれ少なかれ、勉強・学問よりも大切なものがあることを教えられるのである。しかし、二〇一〇年のシリーズでは、学問それ自体に意味があることが強調される。そして、学びがあってこそ人の役にも立てると言われるのだ。さらに重要なのは、ここで「勉強が好きな自分」を肯定される経験が描かれることだろう。自己肯定感が人生を左右する、というわけだ。

家庭教師とのやり取りののち、神の啓示を通じて説明されるのが「なぜ看護の道であるべきか」である。一九五三年、五七年シリーズは、神がフローレンスに貧しい人や病人を助ける使命があることを告げる（五七年の神はかなり具体的で、看護法を学べとまで指示してくれる）。フローレンスは素直にそれに従う決意をし、職業選択の動機となってきた。しかし、一九八四年シリーズ以降は、神には「自分が信じる道」へ進むことを促されるだけである。

表1｜本稿で分析対象とする作品（集英社の「学習マンガ」シリーズ）

単行本タイトル	発行年	作者	監修者
ナイチンゲール物語［1953年シリーズ］	1954	桜井はじめ	監修者なし 推薦者：石川謙（お茶の水女子大教授、文学博士）、西原慶一（日本女子大付属小学校主事）、古川晴男（東京学芸大教授、理学博士）
ナイチンゲール［1957年シリーズ］	1959	漫画：寺尾知文 立案・指導：山本藤枝	岡田要（国立科学博物館長、理学博士）、小川未明
ナイチンゲール 愛に生きたクリミアの天使［1984年シリーズ］	1984	漫画：よしかわ進 シナリオ：甲斐汎	有田幸子（日本赤十字社）
ナイチンゲール 新しい道を切り開いた看護の母［2010年シリーズ］	2015	漫画：込由野しほ シナリオ：堀ノ内雅一	高田早苗（日本赤十字看護大学学長）

フローレンス自身、それが看護の道であるかどうか啓示を受けた時点ではわかっていない。啓示の後、八四年シリーズでは、村人の看病と自らの病の体験によって、二〇一〇年シリーズでは、社交界での知識人との交流、さらに村人の看病と父の妹である「メイおばさん」との対話を通じて「病人に必要な存在」になるべきと自覚し、行動を開始する。このように、フローレンスは学びを生かし、自ら考え、選択する人物へと変貌を遂げていくのである。

一九八四年シリーズ以降、フローレンスは自ら考え、選択する人物として描かれるようになっていくが、前提されているジェンダー規範に明らかな変化がみられるようになったのは二〇一〇年シリーズからである。例えば、すべてのシリーズで動物をかわいがり世話することに熱心な少女時代が描かれるが、二〇一〇年のシリーズでは、世話をしながら馬がどれだけニンジンを食べたかをメモし、馬の体調を管理する姿が描かれ、「数を数えて、そこから新しい発見をすることが得意だったのです」と説明される。

また、クリミア戦争における活動当初、軍医たちから煙たがられるエピソードも必ず描かれる。二〇一〇年より前のシリーズでは、軍医に「女にはつとまらない」と言われるだけでなく、志願してやってきた看護師たちの中には不満を訴える者もいたとされ、実際「女にはつとまらない」ことがあったと印象づけられる。しかし二〇一〇年シリーズでは「つとまらない」部分は削られ、フローレンスが組織内での信頼をいかに勝ち取り、私費を投じるだけではない資金調達を提案し、病院全体の管理運営に乗り出すかが描かれるのである。と同時に、フローレンスが社交界の人気者になるとともに知識人層と交流を深めたことに言及があり、求婚者リチャード・モンクトン・ミルンズが登場するなど、彼女が「女性として魅力的であったこと」も示されている。プロポーズを受けたフローレンスは、結婚が看護師になることと両立不可能であると考え「看護のことだけを考える」道を選ぶ。つまり、男性と同等（以上）に働ける能力と、女性として魅力的であることが矛盾しないものとして提示され、結婚するかしないかは「自己決定」だとされるのである。

こうした変化に伴ってフローレンスがもつ能力評価の力点もかなり移動した。信念を貫く、今風に言えば「やりぬく力」の評価はすべてに共通するが、一九五〇年代の二つのシリーズでは、献身や謙虚さが強調されていたのに対し、一九八四年には加えて勤勉さをよしとするようになった。二〇一〇年シリーズでは、こうした徳目以上に、データ分析力や、学びに基づく発想力が評価の対象となり、従来の「女らしさ」の範疇には含まれていなかった「能力」が積極的に評価されるようになっている。

こうしてみると、二〇一〇年とそれ以前のシリーズでは、ヒロインの条件に大きな差があることがわかる。かつてフローレンスをヒロインたらしめていたのは「女性らしさ」を求めるジェンダー規範との整合性であった。しかし近年のシリーズでは、社会が女性に要求するジェンダー規範を超えていくことのできる能力、自己決定できる強さこそがその条件になっている。ただし、女性として魅力的でありたい、という欲望も描き込まれているのだが。

この傾向は集英社のシリーズに限ったものではない。近年「学習マンガ」業界に新規参入した角川の、「角川まんが学習シリーズ　まんが人物伝」『ナイチンゲール　看護に生きた戦場の天使』（KADOKAWA、二〇一七）でも同様の傾向がみられるし、よりいっそう強調されてさえいる。

マンガのキャラクターとしてのフローレンス

ストーリー面で、フローレンスはずいぶん変貌を遂げた。ではマンガのキャラクターとしてはどうだろうか。**図1**に示したのは**表1**にあげた集英社の「学習マンガ」シリーズ単行本の表紙である。共通するのは、白いキャップ、白い襟のついた長袖のワンピースで、彼女の肖像画をもとに抽出された要素であることがわかる。また、二〇一〇年シリーズの表紙絵のように、ほかの年代の単行本においても、中表紙等を含めれば必ず彼女はランプを持っている。ストーリーの変化に比べると、マンガの「絵」としての彼女に大きな変化はみられない。フローレンスは「白衣の天使」「ランプのレディ」をイメージさせる記号で構成され続けてきたし、今もされている。

いやいやずいぶん絵柄は変化しているではないか、と思われる方もいるだろう。もちろん、時代や作家ごとに特徴的な「絵柄」というのはある。しかし、マンガ作品の「絵」において重要なのは、それが現実を模写したイラストではなく、意味を読み取らせるための記号であるという点だ。記号としてみたとき、フローレンスの「絵」に大きな変化はない。

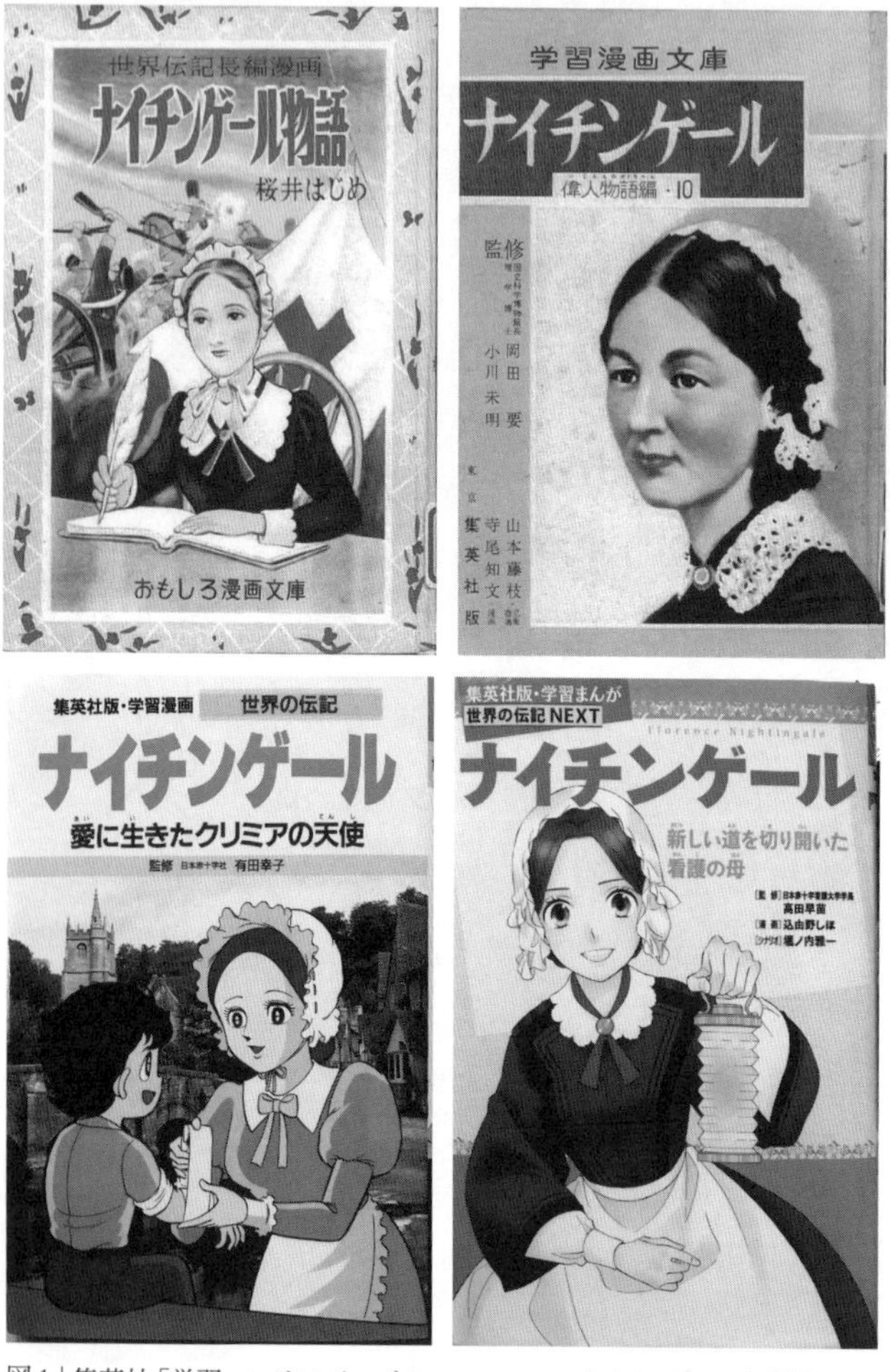

図1　集英社「学習マンガ」シリーズのフローレンス・ナイチンゲールを題材とした単行本の表紙

左上より時計回りに、『ナイチンゲール物語（おもしろ漫画文庫 世界伝記長編漫画）』1954［1953年シリーズ］、『ナイチンゲール（学習漫画文庫 偉人物語編）』1959（［1957年シリーズ］）、『ナイチンゲール 新しい道を切り開いた看護の母（集英社版 学習まんが 世界の伝記NEXT）』2015［2010年シリーズ］、『ナイチンゲール 愛に生きたクリミアの天使（集英社版 学習漫画 世界の伝記）』1984［1984年シリーズ］

そもそも、マンガの「絵」は一枚で完結するものではない。同一の記号で構成された図像が、作品内で繰り返し描かれることで、単なる線の集積が物語を生きる登場人物としてのアイデンティティを獲得し、読者に存在感をもってとらえられるようになる。そして、一つの物語においてアイデンティティを得たキャラクターは、そのひとまとまりの記号を基軸とし、まったく別の物語を、キャラクターとしてのアイデンティティを維持したまま渡り歩くことが可能になる。これもマンガの「絵」の特徴である。

「学習マンガ」シリーズには、「ドラえもん」等のキャラクターが登場するものがあるが、これはマンガのキャラクターの性質をうまく利用したものだといえる。しっかりしたアイデンティティを得たキャラクター（「強度」のあるキャラ）は、典型化された記号のルールを守っている限り、その図像が動物になっても、ロボットになっても、そしてどのような物語の中の登場人物として再登場しても問題がないのである。

フローレンスの場合も、三つの記号を駆使することで異なる物語の登場人物となっている例がある。創作マンガの『黒博物館 ゴースト アンド レディ』（藤田和日郎《かずひろ》作、講談社、二〇一五）で、彼女は三つの記号をふまえた図像で描かれることにより、数多く描かれてきた「学習マンガ」のフローレンスとの同一性を確保し、読者に見覚えのある人物として認識される。マンガ界におけるフローレンスは、ある程度の「強度」を備えた存在であるといえるだろう。

以上をふまえて、「学習マンガ」の伝記シリーズがメッセージする、フローレンス・ナイチンゲール像とはどのようなものなのかをまとめてみよう。「学習マンガ」は、二つのイメージを同時に子どもたち読者に伝えている。一つは、女性的なものと結びつきやすい「天使」や「レディ」の要素を導き出す記号で構成された、マンガのキャラクターとしてのフローレンス。そして、献身や謙虚さにとどまらず、社会が要求する女性の生き方を超えて、信念を貫く物語の主人公となったフローレンスである。特に最新の「学習マンガ」では、この二つのメッセージの「ずれ」が大きくなっている。マンガという形態で伝記を語ること、つまりずれをずれのまま発信することは、献身や謙虚さがだけが「天使」や「レディ」の要素ではなく、知的で政治的にふるまうこともまた、女性的なものの範疇に入り得るのだと、子どもたちにメッセージすることなのではないだろうか。

フローレンス・ナイチンゲールは、ジェンダー規範をゆるやかに更新していくヒロインとして、図書館で子どもたちを待っているのである。

引用文献

▼1　笠川昭治：マンガは学校図書館の必需品⁉、みんなの図書館、二六九：五五〜五九、一九九九

▼2　山中千恵：伝記学習マンガシリーズにおける〈学習・教育〉観──「有名性」概念を手掛かりとして、マンガ研究、二四：七七〜九二、二〇一八

〝狂戦士〟ナイチンゲール、現る
——マンガやゲームに描かれる現代のナイチンゲール像

けいろー

けいろー

フリーライター、ブロガー
インターネットを愛するゆとり世代。大学を卒業後、大手メーカーに営業職として入社するも、身体を壊して退職。求職中にブログ「ぐるりみち。」を趣味で始めたところ、執筆の依頼が舞い込むようになったことから独立。ウェブメディアを中心に、書評・コラム・エッセイ・インタビュー・グルメ・旅行・VRなど、幅広いジャンルの記事を執筆している。紙媒体の実績としては『HATSUNE MIKU EXPO 2016 Japan Tour』公式パンフレット編集等。

――その幽霊は、退屈していた。

時は一八五二年。ロンドン。ドルーリー・レーン劇場に取り憑くその幽霊は、〈灰色の服の男〉と呼ばれていた。実体がないのをよいことに、生前から愛していた芝居を日々楽しんで過ごしていた彼。しかし大好きな芝居も、何万回と観れば飽きもくる。長年の劇場暮らしを経て、その幽霊は退屈さも感じていた。

ある日、そんな劇場に一人の女性が現れる。美しいドレス姿であるのを見るに、裕福な家庭の出身だろうか。しかし「芝居見物のために劇場を訪れたお嬢様」のような雰囲気はなく、芝居にも聴衆にもいっさい見向きをしない。彼女が真っ直ぐに向かったのは、退屈を持て余していた幽霊の座る席だった。不可視のはずの存在をはっきりと見据え、彼女はこう告げた。

「お願いがあります……私を取り殺してください。▼1」

突如として話しかけられた幽霊〈灰色の服の男〉いわく、「マクベス夫人みてえに狂気すれすれの必死な目」をしていた彼女。その尋常ならざる絶望をはらんだ目と、あまりにも必死な懇願に、彼は興味をもった。――死を望む婦人と、死をもたらすことのできる幽霊。それはまるで、彼が観続けてきた「悲劇」の登場人物のようではないか。

そこで、幽霊と婦人は約束を交わした。クリスチャンゆえに自ら命を絶てない彼女は、幽霊に自分を殺してもらうために。幽霊は、彼女の絶望に満ちた人生を特等席で鑑賞し、最期は自らが手を下して悲劇のフィナーレを飾るために。「彼女が最高に絶望したその瞬間に、幽霊が婦人を取り殺す」という約束を。

かくして物語は幕を開ける。幽霊と婦人の、殺す側と殺される側の物語。しかし、幽霊は知らなかった。絶望を抱えた婦人――フロレンス・ナイチンゲールの、決して折れることのない、鋼のような精神を。

史実とファンタジーが絡み合う、ナイチンゲールの伝記マンガ

以上が、マンガ『黒博物館 ゴースト アンド レディ』（図1）の導入部分である。著者は『うしおととら』『からくりサーカス』などでおなじみの藤田和日郎《かずひろ》先生だ。

細かい設定の説明は割愛しているが、本作は「ナイチンゲール」にスポットを当てたダークファンタジー。幽霊の存在からしてファンタジーではあるものの、その内容とストーリーは驚くほど史実に忠実だ。ファンタジー要素を抜きにすれば、一種の「伝記マンガ」と読める。そう言っても過言ではない。

ナイチンゲールといえば、一般的には「白衣の天使」「ランプの貴婦人」といったイメージが強く紐づいている。優しく、穏やかで、慈しみ深く傷病兵を看護した、慈愛の人。近代

看護教育の母であり、「看護師」の象徴的存在。医療や看護を志す人、あるいは歴史が好きな人以外には、そのようなイメージが長らく染みついていたことに異論はないだろう。

ところが近年、そのように「天使」として誇張され描かれてきたナイチンゲール像が、徐々に揺らぎつつある。マンガやゲームなどのサブカルチャー作品で描写される「ナイチンゲール」の姿は、いまやカリカチュアされた「白衣の天使」ではない。本稿ではそんな、「サブカルチャーで描かれるナイチンゲール」について紹介していこう。

まず改めて取り上げたいのが、先の『黒博物館 ゴーストアンド レディ』だ。ジャンルとしては「ファンタジー」に分類されるが、作中で紡がれるストーリーはナイチンゲールの史実をモデルにした展開になっている。巻末には五十点を超える参考文献[★1]のほか、軍事考証家の名前もクレジットされており、事前研究に基づいて描かれた作品であることは間違いない。

では、具体的にどのような描かれ方をしているのか。作中でフロレンスが幽霊と出会ったのは一八五二年。史実では、彼女がカイゼルスヴェルト学園に滞在した翌年のことである。作中ではまず、フロレンスが社会勉強のために訪れた農村で、貧しい人の生活を目の当たりにした回想シーンを挟みつつ、看護の道を志す彼女に反対する両親とのやり取りを描写。

★1　参考文献としては現代社『ナイチンゲール著作集』全三巻をはじめ、医学書院や日本看護協会出版会といった医学・看護系出版社の資料もあげられている。また、クリミア戦争やイギリス史についても資料に当たりつつ、なるべく忠実に作中で描いていることがわかる。

その後、就職したロンドンの病院の様子を描くことで当時の衛生観念を読者に示してから、物語は過酷なスクタリ陸軍野戦病院のパートへ。看護のみならず軍部との関係なども含む山積みの問題を彼女がいかにして解決していったかを、順を追って描いていく。

ここまでの流れだけでも、本作がいかにナイチンゲールの生涯を詳細に紐解いているかが伝わるのではないだろうか。「フロレンスがなぜ看護の道を志すことになったか」「十九世紀イギリスにおける看護婦の重労働ぶり」「当時の病院の衛生環境の劣悪さ」などの要点を押さえているため、事前知識ゼロの読者も自然と理解できる構成になっている。

しかもそのていねいな描写を、慣れ親しんだ「マンガ」という媒体で視覚的に認識できるのは大きい。著者の画力の高さも相まって、現代の看護との絶望的な違いと、世間一般に染みついていた「天使」のイメージとのギャップを、読者は眼前に突きつけられることになる。そしてそれゆえに、スクタリで奮闘する彼女の、鋼鉄の精神性を強く実感できるのだ。

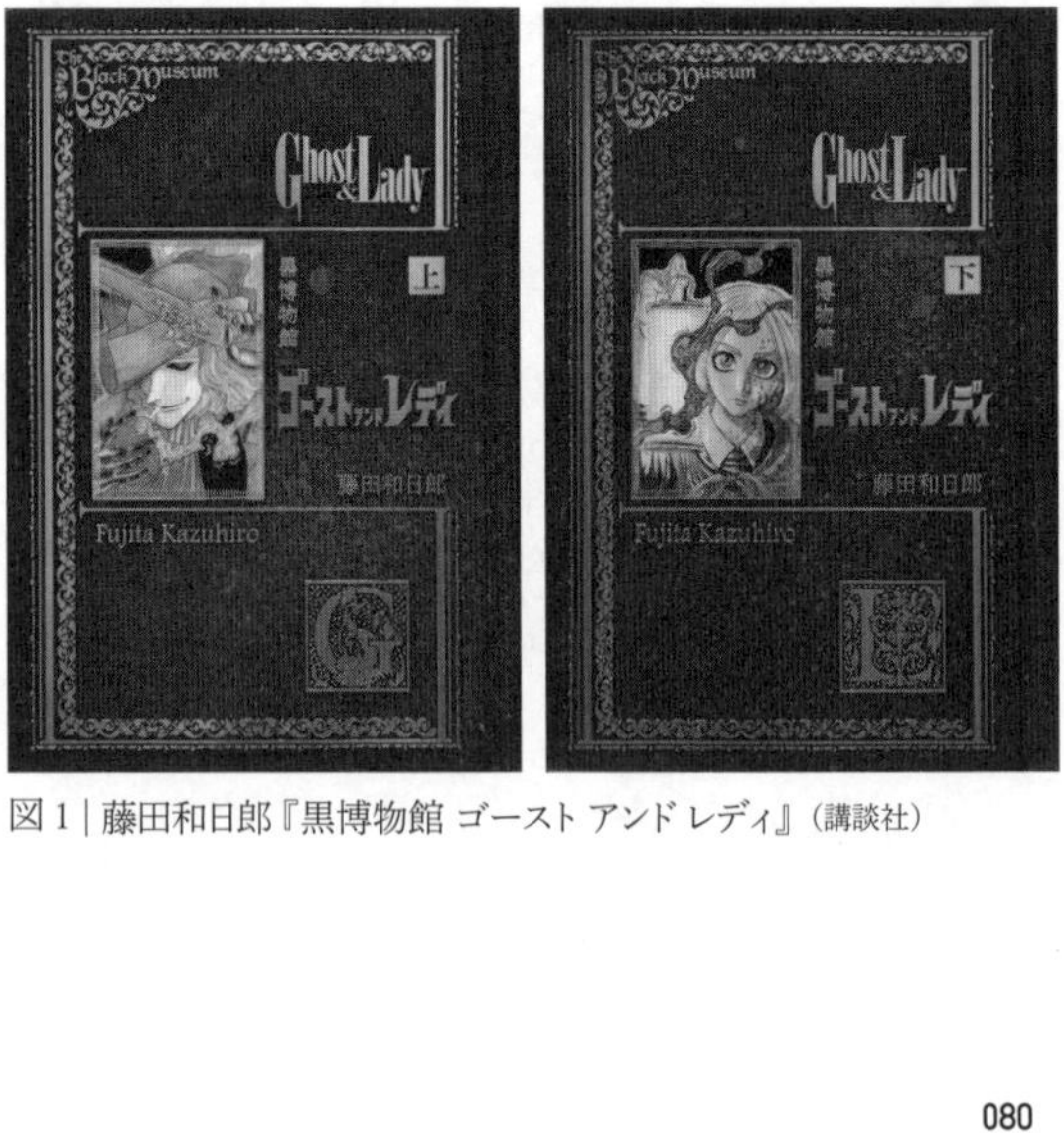

図1｜藤田和日郎『黒博物館 ゴースト アンド レディ』（講談社）

スマホゲームで描かれる〝狂戦士〟ナイチンゲール

「サブカルチャーで描かれるナイチンゲール」を語るにあたっては、外せない作品がもう一つある。スマートフォン向けロールプレイングゲーム『Fate/Grand Order』（ＦＧＯ）だ。

この『Fate』シリーズの作品には共通の設定があり、過去の偉人が「英霊」として登場する、という大きな特徴がある。世界史に名を連ねる人物が英霊として召喚され、主人公と共に世界を守る戦いへと身を投じていく――。ざっくりとした説明ではあるが、『ＦＧＯ』はこのような内容のゲームだ。

この「英霊」には様々な設定があるのだが、その一つに「クラス」の分類がある。これは一言で説明するなら、「その偉人のもつ逸話や得意分野に応じて振り分けられる、カテゴリー」のようなものだ。例えば、聖剣エクスカリバーの使い手であるアーサー王は〈セイバー〉、弓の名手として語られるロビンフッドは〈アーチャー〉、女スパイの代名詞的存在であるマタ・ハリは〈アサシン〉――というように。

では、『ＦＧＯ』に登場するナイチンゲールはどのクラスに分類されているのか。劇作家・シェイクスピアや、発明王・エジソン、音楽家・モーツァルトなど、芸術や学問の分野で大成した偉人が〈キャスター〉に分類されていることから、ナイチンゲールが当てはまるとすればそこになるだろう――。ゲームを遊ぶプレイヤーたちからは当初、そのように予想され

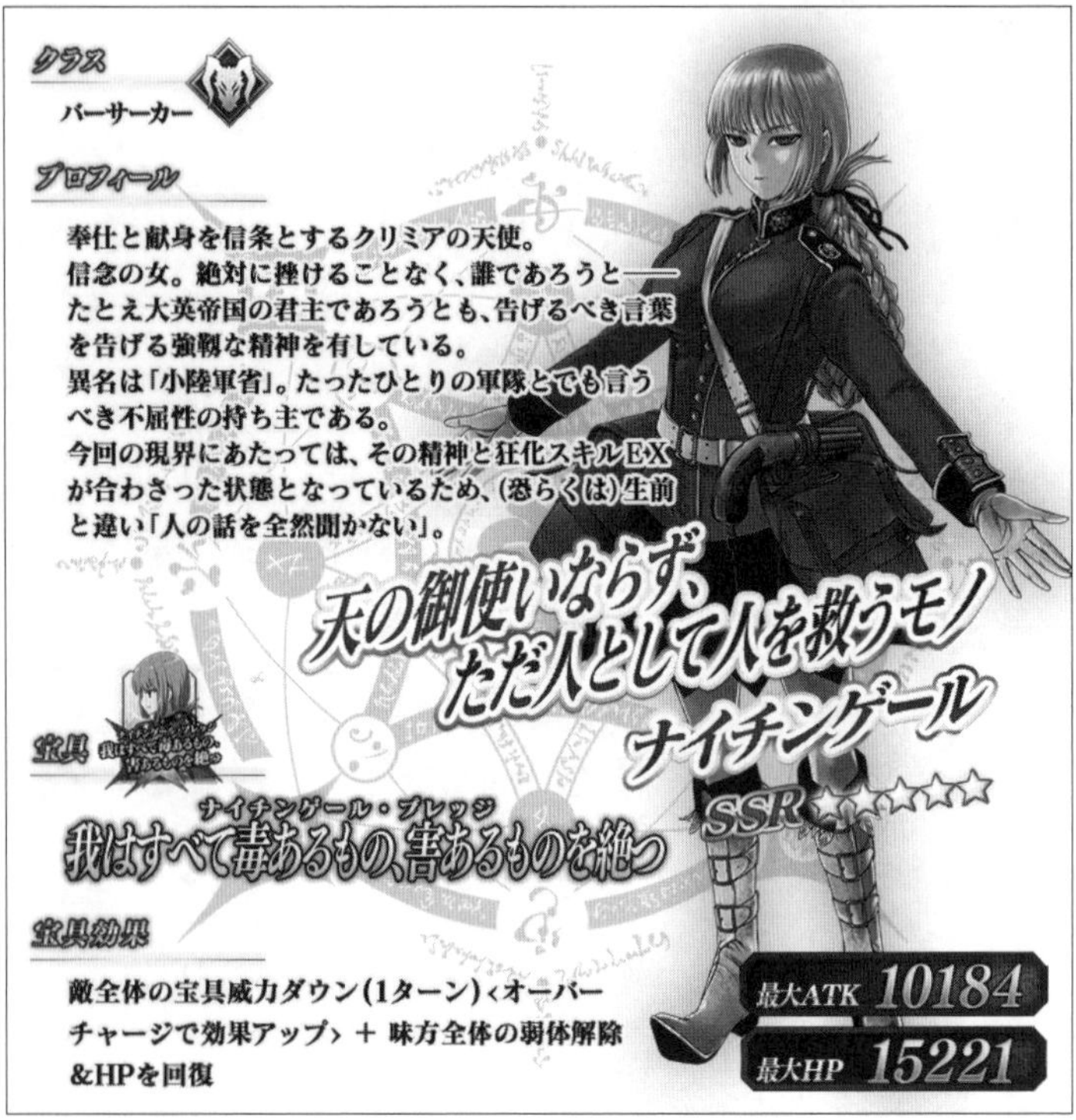
クラス
バーサーカー
プロフィール
奉仕と献身を信条とするクリミアの天使。
信念の女。絶対に挫けることなく、誰であろうと——
たとえ大英帝国の君主であろうとも、告げるべき言葉
を告げる強靱な精神を有している。
異名は「小陸軍省」。たったひとりの軍隊とでも言う
べき不屈性の持ち主である。
今回の現界にあたっては、その精神と狂化スキルEX
が合わさった状態となっているため、(恐らくは)生前
と違い「人の話を全然聞かない」。
天の御使いならず、ただ人として人を救うモノ
ナイチンゲール
宝具
我はすべて毒あるもの、害あるものを絶つ《ナイチンゲール・プレッジ》
SSR
宝具効果
敵全体の宝具威力ダウン(1ターン)‹オーバーチャージで効果アップ› ＋ 味方全体の弱体解除&HPを回復
最大ATK 10184
最大HP 15221

図2　RPG「Fate/Grand Order」に登場するナイチンゲール
（Fate/Grand Order 公式サイトより）

ていた。ところが、である。大方の予想を裏切り、英霊としてゲームに登場した彼女のクラスは……なんと、〈バーサーカー〉。あろうことか、ギリシャの大英雄・ヘラクレスや、三国志時代の武将・呂布奉先と同じ、「狂戦士」にカテゴライズされているのだ（図2）。

　この「狂戦士・ナイチンゲール」の登場は、プレイヤーの間では驚きをもって受けとめられることになる。しかし同時に、史実の彼女を少なからず知るゲームファンからは、「妥当だ」と評する声もあがっていた。目的のためならば手段を選ばず、軍上層部にも詰め寄る豪胆さがあり、過労で倒れても働き続ける信念をもつ——。そんな逸話を考慮すると、たしかに彼女は、史実においても「狂気的」と形容できる精神性をもっていたのかもしれない。

〈バーサーカー〉の分類からも察せられるように、『FGO』のナイチンゲールもまた、一般的な「白衣の天使」のイメージとはかけ離れたキャラクターとなっている。負傷者を見つければベッドに縛りつけてでも看護しようとし、治療の手段も厭わない。「殺してでも治療する」という一言は、本作における彼女のキャラクター性を端的に表した台詞だといえるだろう。

ゲーム中で確認できる彼女のプロフィール欄★2には、こう記載されている。

命を救うためならば、たとえ命を失うことになっても構わない——あまりに純粋な信念と凄まじいまでの姿勢は時に「狂気と恐怖」とさえ評されるだろう。

★2 『FGO』はスマホゲームとしては尋常ならざるテキスト量を誇り、各キャラクターのプロフィール欄には「史実」の略歴も記載されている。この引用文はその抜粋だ。ナイチンゲールの場合、看護の道を志す経緯に始まり、クリミア戦争で見た地獄や、衛生環境と看護体制を整えたこと、統計学の先駆として知られていること、その後も「死多き世界」に立ち向かったことなどが記されている。本作は若者も大勢プレイしていることから、幼い頃に絵本や児童書で読んだ「白衣の天使」のイメージを上書きし、改めて「ナイチンゲール」という人物をとらえ直すきっかけになっている一面もある……のかもしれない。

故に、与えられたクラスはバーサーカー。

本人は不本意かもしれないが……否、人を救えるのであれば、彼女は一向に構うまい。[2]

そもそもキャラクタービジュアルからして、本作のナイチンゲールは「白衣の天使」ではない。彼女が身にまとうのは、イギリス陸軍の赤い軍服（図2）。ゲーム性を考慮しての服装というよりは、人を救うための戦いに身を投じてきた、彼女の精神性を反映したデザインであるように映る。そして、このようなデザインとプロフィール欄の説明を考慮すると、「英霊」としての彼女の本質が見えてくる。『ＦＧＯ』の英霊・ナイチンゲールは、史実の彼女がもつ「信念」にスポット当てたキャラクター造形になっている。そういえるのではないだろうか。

日本国内累計二千五百万ダウンロードを誇る人気ゲームのキャラクターの一人として、「婦長」と呼ばれる〝狂戦士〟ナイチンゲール。彼女は「白衣の天使」のイメージとは程遠い存在ではあるものの、大勢のプレイヤーの間で慕われ、愛される存在となっている。

現代の「白衣の天使」は、「信念」を誇張し描かれる

『ゴースト アンド レディ』と『ＦＧＯ』。両作品に登場するナイチンゲールは、従来の「白

衣の天使」像とは一線を画した姿で描かれている。いずれも若年層が好むサブカルチャー作品であり、これらが現代の「ナイチンゲール像」に少なからず影響を与えているといってもあながち間違いではないだろう。

ただ、「白衣の天使」のイメージが誇張されていたこれまでのナイチンゲール像に対して、マンガやゲームで描かれる彼女もまた、一部の側面が誇張されてしまっていることは否めない。一言で表すならそれは、「狂気じみた信念」とでもいえるだろうか。「己の信念を曲げて生きるくらいなら、幽霊に取り殺されてもいい」「殺してでも治療する」という、あまりにも強すぎる意志。人を救うためならば、自身を顧みず、他者を厭わず、前へ前へと突き進まんとする、不屈の精神。その「信念」をサブカルチャー的な表現に落とし込むためにカリカチュアした結果、自然と「狂気」を描く形になった――。そう言い換えてもいいかもしれない。

このような「ナイチンゲール」がマンガやゲームで描かれることに、忌避感を覚える人も当然いるだろう。彼女の生涯と功績を紐解くには言葉足らずであるのは言わずもがな、物語における「表現」だからといって極端に誇張するのは、モデルになった個人を冒涜している。そのように感じられても不思議ではない。

しかしそもそも、現代を生きる私たちには、どのような媒体・手段を用いても、過ぎ去った「歴史」を余さず語ることなどできない。もはや当時を知る人間は存在せず、残された記録には限りがあり、その記録すらも一面的なものにすぎない。「歴史とは、勝者の歴史である」という言葉もあるが、たとえ記録者が客観的に残そうとした資料であっても、個人の解釈や視点が入り込むのは避けられない。

つまるところ、あらゆる情報は「誇張」されることを前提に記録され、後世に伝わっていく可能性がある。そう考えると、サブカルチャー作品における「誇張」もまた、数ある記録と表現の一つとして――好き嫌いにはあるにしても――受け入れられてもいいのではないだろうか。

いずれにせよ、このようなサブカルチャー作品の存在が、「白衣の天使」とは異なるナイチンゲール像を現代の若者に伝えているのは間違いない。それは、これまで誇張されて描かれてきた「天使」としての彼女とはまた別の、狂気じみた「信念」を持ち続けた一人の人間の姿。両作品についてSNSで楽しげに語っている投稿を読むと、多くの人が彼女の生きざまに魅了されていることがわかる。

二十一世紀の物語世界においても輝き続ける「ナイチンゲール」の姿に、あなたも触れてみてはいかがだろうか。

引用文献
▼1　藤田和日郎：黒博物館 ゴーストアンドレディ、講談社、二〇一五
▼2　Fate/Grand Order material III、TYPE-MOONBOOKS、二〇一六年一二月二九日発売
iOS/Androidアプリ「Fate/Grand Order」、二〇一五年七月三〇日公開（Android版）

［コラム］

「ナイチンゲール誓詞」に違和感を覚えますか？

岩田 恵里子

岩田　恵里子　いわた・えりこ
CRNA、ACNP（米国看護麻酔師、急性期ナースプラクティショナー）
日本で看護師、保健師として勤務。一九九五年に渡米。二〇〇一年　カリフォルニア州立大学ノースリッジ校で看護学士、二〇〇三年　カリフォルニア大学サンフランシスコ校にて看護修士（ACNP）取得。ICUにて臨床経験を積み、二〇〇八年　コロンビア大学修士看護麻酔師（CRNA）学部卒業。現在はカリフォルニア州の複数病院でフリーランスCRNAとして勤務。専門は産科麻酔（硬膜下麻酔・脊椎麻酔）、外傷・整形外科麻酔など。神経ブロックを積極的に使ったオピオイドフリー麻酔を目指している。
主な著書・著作：「あなたの知らないナイチンゲール：米国ナースが目指す21世紀の看護マインド」、ナーシングビジネス（メディカ出版）、『やりなおしのからだのなぜ？がわかる。生化学・生理学超基本』（メディカ出版）、『看護留学へのパスポート―専門職への道』（共著）（はる書房）、「ナイチンゲール、妊産婦の死亡原因を追究する」（ナイチンゲールの越境2：感染症『ナイチンゲールはなぜ「換気」にこだわったのか』）（日本看護協会出版会）など。

看護学校の戴帽式や卒業式などで、今も使われている「ナイチンゲール誓詞（Nightingale Pledge）」（図1）。ナースキャップを着けてもらい、真っ暗な会場で厳粛なムードの中、揺れる蝋燭《ろうそく》の火を見ながら読み上げた。白衣の天使にあこがれていた私は、これからの自分に胸を膨らませ、今までとは違った神聖な気持ちでこの仕事をしよう、と深く心に刻んだことを覚えている。でももう何十年も前のことなので、何を読み上げたか、どんな内容だったか、このことについて執筆する機会を与えられるまで、ほとんど覚えていなかった。

「ナイチンゲール誓詞」とは

「ナイチンゲール誓詞」は誰が書いたのか

「ナイチンゲール誓詞」はナイチンゲール本人が書いたものではない。つくったのは、アメリカのミシガン州デトロイト市にあるハーパー病院（Harper Hospital）の看護学校校長リストラ・グレッター（Lystra E. Gretter）が委員長を務める委員会である。ナイチンゲールの残した偉業を称え、その精神を引き継ぐよう、

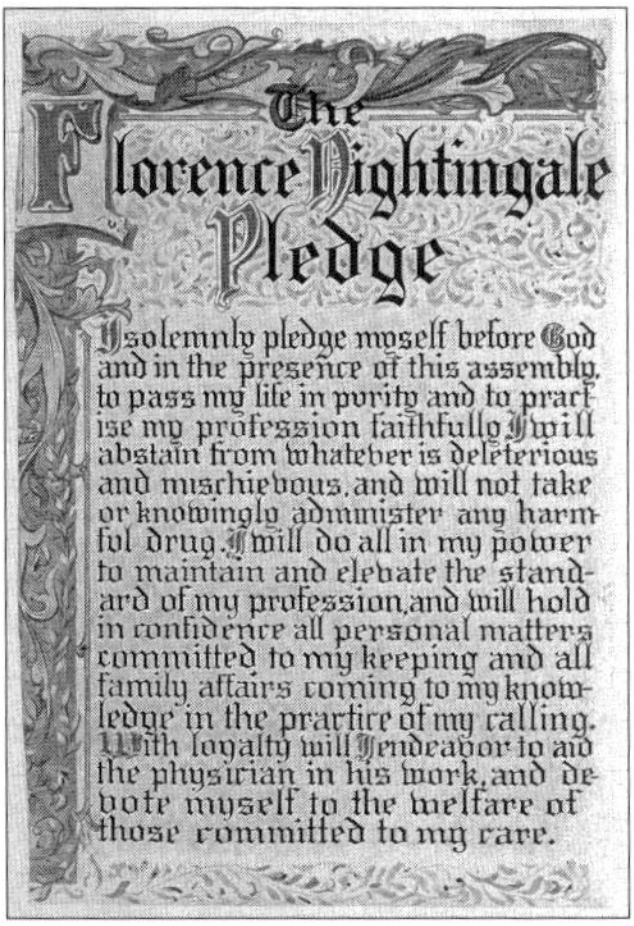
The Florence Nightingale Pledge

I solemnly pledge myself before God and in the presence of this assembly, to pass my life in purity and to practise my profession faithfully. I will abstain from whatever is deleterious and mischievous, and will not take or knowingly administer any harmful drug. I will do all in my power to maintain and elevate the standard of my profession, and will hold in confidence all personal matters committed to my keeping and all family affairs coming to my knowledge in the practice of my calling. With loyalty will I endeavor to aid the physician in his work, and devote myself to the welfare of those committed to my care.

図1 「ナイチンゲール誓詞」
（Wellcome Images）

一八九三年、その看護学校卒業生のために書かれた★1（図2）。その後この誓詞は各地の看護学校式典にて伝統的に使われるようになり、世界的に普及した。▼1、2

「ナイチンゲール誓詞」がつくられた背景――「ヒポクラテスの誓い」の看護版

「ナイチンゲール誓詞」とは、「看護師の守るべき最低限の倫理規範を表した誓詞」といえるかもしれない。この誓詞では、「患者の命を救うためにあらゆる手段を尽くす」という心構えだけでなく、「患者のプライバシーを尊重する」「常に成長を目指して努力を続ける」という姿勢も定めている。▼1、2

誓詞がつくられた背景には、医師の職業倫理「ヒポクラテスの誓い（Hippocratic Oath）」（図3）にならい、看護にもそれに携わる者の任務や心構え、倫理、職業に忠誠を誓うものが必要だという目的があった。▼1、2
「ヒポクラテスの誓い」▼3は、「ナイチンゲール誓詞」と同じく、ヒポクラテス本人によって書かれたものではなく、医師のあるべき姿を示すものとしてつくられた。人の命を預かる職業に就く人たちが、高い倫理観や道徳観をもったうえで職務に就いているということを社会に伝えるため、その専門職の象徴といえるような誓詞をつくるべきだと考えたからだ。▼4、5

★1　「ナイチンゲール誓詞」はその後、グレッター自身の手により、一九三五年に改訂された。

I solemnly pledge myself before God and in the presence of this assembly to pass my life in purity and to practice my profession faithfully.

I will abstain from whatever is deleterious and mischievous, and will not take or knowingly administer any harmful drug.

I will do all in my power to maintain and elevate the standard of my profession and will hold in confidence all personal matters committed to my keeping, and all family affairs coming to my knowledge in the practice of my calling.

With loyalty will I endeavor to aid the physician in his work and devote myself to the welfare of those committed to my care.

— "Florence Nightingale Pledge", 1935 revised version

われはここに集いたる人々の前に厳かに**神に**誓わむ　わが生涯を**清く過ごし**、わが任務を忠実に尽くさむことを。

われはすべて毒あるもの　害あるものを絶ち、悪しき薬を用いることなく、また知りつつこれをすすめざるべし。

われはわが力のかぎり　わが任務の標準を高くせんことを努むべし。わが任務にあたりて　取り扱える人々の私事のすべて、わが知り得たる一家の内事のすべて　われはひとに漏らさざるべし。

われは**心より医師を助け**、わが手に託されたる人々の幸のために身を捧げむ。

図2 |「ナイチンゲール誓詞」1935年改訂版

医の実践を許された私は、全生涯を人道に捧げる。

恩師に尊敬と感謝を捧げる。

良心と威厳をもって医を実践する。

患者の健康と生命を第一とする。

患者の秘密を厳守する。

偉業の名誉と尊い伝統を保持する。

同僚は兄弟とみなし、人種、宗教、国籍、社会的地位の如何によって、患者を差別しない。

人間の生命を受胎のはじめより至上のものとして尊ぶ。

いかなる強圧にあうとも人道に放した目的のために、わが知識を悪用しない。

図3 |「ヒポクラテスの誓い」

「ヒポクラテスの誓い」は一五〇八年、ドイツの医学部ではじめて採用され、一八〇四年、フランスの大学卒業式ではじめて宣誓された。北米では一九二八年には医学校の十九パーセントでしか使われていなかったが、二〇〇四年には北米ほぼすべての医学校の卒業式で使われるようになった。▼6、7 しかし、古代の奴隷制、性差別、秘密主義、自己権力の拡大、魔術に染まっているとの批判があった。現在では独自に作成しているところが多く、その種類は五十を超える。▼6、7

Hot Topic──「ナイチンゲール誓詞」は現在に通じるか

"Is the Nightingale pledge relevant today?"(「ナイチンゲール誓詞」は今日に通じるか? 妥当か?)で検索すれば、四七四万ものサイトが出てくるほど、熱いトピックである。誓詞がつくられてから約百年、医学の発展や、看護の機能や役割拡大および看護概念の変化があった。現在の医療・看護界において、「ナイチンゲール誓詞」には適切ではない表現や不足している内容があることが指摘されている。現代に通じるところもあるが、ある言葉はもう現在の看護にはそぐわない。しかし、一世紀を超えた今でも、病める人に対する向き合い方として、身につけなくてはならない基本姿勢は変わらないとし、改訂版を使うことをためらう人も多くいるようだ。▼8

では、それらを具体的にみていこう。主に気になるところは「before God」「purity」「With loyalty」「to aid the physician」である。

before God（神に誓って）

冒頭にある「I solemnly pledge myself before God and in the presence of this assembly to pass my life in purity and to practice my profession faithfully.」だが、まず「神に誓って」という言葉が現代の看護を表していない。[1] 無宗教のRN（Registered Nurse：正看護師）が神の前に立つといったら、どう思うだろうか？「（いろいろな）神様の下で一つの国」、だから気にしない、という人もいる。[9] 日本人は無宗教者がほとんどなので、この「神」という言葉はあまり気にならないかもしれない。しかし、アメリカでは無宗教の人は国民全体の十五パーセント、キリスト教信者が八十パーセント以上（プロテスタントが五十パーセント、カトリック二十五パーセント）と、キリスト教徒が圧倒的に多い国だ。[10,11] 宗教心の強い人には引っかかる言葉のようだ。

purity（潔白）

「purity」は日本語の辞書では「純粋」「潔白」「純潔」と訳されているが、この誓詞では「清く過ごす」と訳されている。この「清く過ごす」という言葉から、どんな様子がイメージできるだろうか？「悪いことをしない」「道徳的である」とか、また「患者や社会へ向けての看護師という職業の忠誠心」や「貞操感」という意味がある。

ナイチンゲール自身は、キリスト教信者であった。神に忠誠を尽くし、看護師として生涯独身で献身した。「purity」が貞操感を求めているとすれば、現代にはそぐわない。修道女のように神に奉仕するために看護師になったり、生涯独身で過ごす人もいるかもしれないが、それはすべての看護師に求められている資質ではない。また、既婚者、同性愛者の中には、差別用語と感じる人もいるかもしれない[1,2,4,5]。

With loyalty（忠誠を誓って）、to aid the physician（医師の補助

そして「With loyalty will I endeavor to aid the physician in his work…」」、日本語訳では「心より医師を助け」だが、原文の英語からの直訳では「医師の補助として、（RNは医師に対して）忠誠を尽くし努力する」となる。

ヴィクトリア朝時代の看護師たちは、淫乱、アル中、泥棒といった悪い素行を改める決意をし、医師のために真面目に働くよう戒める必要があった。でも現代の看護師は、改めてそう誓う必要があるだろうか？　また「忠誠を誓う」とすると、医師と看護師の間に上下関係が生まれてしまう。アメリカではRNは医師の補助ではない。看護師は、忠誠を尽くすとしたら、医師のためよりも、むしろ「患者のため」。看護師は医師や他の医療職と肩を組み、チームの一員として働く専門職を目指している。

ナイチンゲール誓詞の今後

独自の誓詞を作り上げる看護学生たち

ナイチンゲール誓詞の内容は、「進化を遂げた現代の看護を表現したものではない」という理由で、アメリカのある看護大学では、自分たちで作り上げた独自の誓詞を式典に使おうという企画があった。この大学では一九九〇年までは、ナイチンゲール誓詞を原文のまま使っていた。しかしその後からは、生徒によって修正を加えられたものを使い始めた。同大学の看護教授たちは、その「大学の戴帽式は生徒主催で行われるので、誓詞を生徒が納得いくように作り替えても、問題はない」とした。▼1

彼女たちのつくった独自の誓詞には、自分たちが受けた大学での看護教育、そしてこれから自分たちが活躍する看護という職業へのこだわりが込められている。

「看護師は医師のエイド（補助・助手）」という言葉を削除し、「様々な医療関係者と連携をとり、相互に尊敬し合い（mutual respect）思慮深く（consideration）働くことが求められている」とした。「purity」は完全省略。「ロールモデル（見本）としての役割を果たし、social justice（社会的公正・不平等をなくすこと）のために働く」という言葉に差し替えた。▼1

「ナイチンゲール誓詞」――原文か？ 改訂版か？

「ナイチンゲール誓詞」の改訂版推進者たちは、「この誓詞は、看護師の仕事が、医師の助手とされていた時代のもので、今の時代には適さない」「自己犠牲的献身によって看護しなくてはいけないようで、違和感を覚える」「誓詞の中の言葉に引っかかる。誓詞は看護の歴史の中に必要だったけれど、そこから私たちは次の時代に飛び出さなくてはいけない」などと意見する。[1、9]

クリミア戦争中にメアリー・シーコール（Mary Seacole）がナイチンゲールの看護婦人団に入って貢献したいと申し出たにもかかわらず、彼女が白人でなかったため入団を拒否したという事実より、ナイチンゲールの名前がこのような誓詞として謳われるべきではないという、厳しい意見もある。[12、13]

しかし、「ナイチンゲール誓詞」をそのままにしてほしいと思っている看護師が、アメリカにはまだ多くいるようだ。私の同僚で四十年前に看護学校を卒業された現役看護師がいるが、彼女は「看護学校ではじめて誓詞を読んだとき、背筋が伸ばされるよう気がした。今もその思いは変わらない。看護師としての大切な価値観がそこにあるから、誓詞を変えないで」と言う。ある看護教員は「「ナイチンゲール誓詞」は看護倫理の象徴。一世紀経った今も変わらない貴重なもの。そのままにしておいてもいいのではないか」と、その学校では改訂版の使用を考えていないそうだ。また、最近卒業したばかりのRNは「「ナイチンゲール誓詞」は看護概論の最初に少し習っただけ。ナイチンゲールは看護の創始者。その誓詞を使うのは歴史的に意味がある……今は、あの誓詞に従って看護しているわけではないので気にならない」と言っていた。彼女は戴帽式に「ナイチンゲール誓詞」の原文を読み上げたそうだ。

＊

ナイチンゲールの功績に敬意を払いつつ、時代の流れの中で医療や社会がどのように進化してきたのか、これからの看護はどのような役割をとるべきなのかを考えることは大切なことである。オーストラリア、シンガポール、カナダの看護協会のサイトに行くと、それぞれが作り上げた独自の誓詞を見ることができるので、興味のある方はぜひ見てほしい。

今まで約百年間、「ナイチンゲール誓詞」は看護という専門性の「象徴」として、「社会や看護師個人に、看護の役割や倫理観を認識させるツール」として使われてきた。もし誓詞が今もそのような役割を果たしているのであれば、これが日本の看護の責任や倫理観を正確に表現したものであるかどうか、評価する必要があるかもしれない。

あなたは誓詞の原文、あるいは改訂版の、どちらを取りますか？

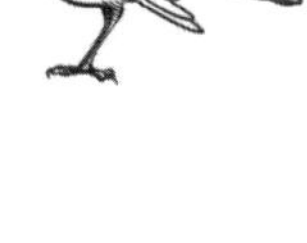

引用文献

▶1　Domrose, C. : A fresh tradition: Students, schools usher Nightingale pledge into a new era of nursing, *Nurse Week*, 123 : 15-16, 2001

▶2　American Nurses Association : Florence Nightingale Pledge, 2006 http://nursingworld.org/FunctionalMenuCategories/AboutANA/NationalNursesWeek/MediaKit/FlorenceNightingalePledge.html (Accessed November 28, 2021)

▶3　品川哲彦：日本看護倫理学会教育講演原稿 患者のアドボカシーとしての看護：ケアの倫理からの解釈、倫理学論究、三（一）：一六～三二、二〇一六

▶4　V. A. B. : The Hippocratic Oath and the Nightingale Pledge, *The American Journal of Nursing*, 10 (4) : 270-271, 1910

▶5　Fry, S.T., Veatch, R.M. : Case Studies in Nursing Ethics, p.66-68, Jones & Bartlett Publishers, 2005

▶6　ヒポクラテスの誓い　https://ja.wikipedia.org/wiki/ ヒポクラテスの誓い（Accessed November 28, 2021）

▶7　江本秀斗：【医師の基本的責務】A-6．ヒポクラテスと医の倫理、医の倫理の基礎知識２０１８年版、日本医師会　https://www.med.or.jp/doctor/rinri/i_rinri/a06.html（Accessed November 28, 2021）

▶8　Finkelman, A., Kenner, C. : Professional Nursing Concepts: Competencies for Quality Leadership, Jones & Bartlett Publishers, 2010

▶9　Seizure, J. : The Nightingale Pledge - Still relevant today? *allnurses*, May 18, 2015 https://allnurses.com/the-nightingale-pledge-still-t566297/（Accessed November 28, 2021）

▶10　アメリカ合衆国の宗教　https://ja.wikipedia.org/wiki/ アメリカ合衆国の宗教（Accessed November 30, 2021）

▶11　アメリカ人の宗教　https://www.e-esta.jp/useful/religion.html（Accessed November 30, 2021）

▶12　Gander, K. : Mary Seacole statue: Why Florence Nightingale fans are angry the Crimean war nurse is being commemorated, *Independent*, 24 June 2016 https://www.independent.co.uk/arts-entertainment/florence-vs-mary-the-big-nurseoff-a7100676.html (Accessed December 10, 2021)

▶13　McBurney, B.H., Filoromo, T. : The Nightingale pledge: 100 years later, *Nurse Manage*, 2 : 72-74, 1994

創作講談でナイチンゲールを「人びとのために戦う烈女」として語る

加納 佳代子

加納 佳代子（塩梅） かのう・かよこ（あんばい）
医療法人財団緑雲会 多摩病院 看護部長
一九五〇年生まれ。千葉大学教育学部特別教科看護教員養成課程卒業。筑波大学大学院教育研究科カウンセリング専攻リハビリテーションコース修了。成田赤十字病院、千葉社会保険病院、全国社会保険協会連合会、社会保険船橋中央病院、医療法人心和会八千代病院看護部長を経て、神奈川県立保健福祉大学教授、学校法人東京農業大学東京情報大学看護学部特命副学長（看護学部担当）。二〇二一年より現職。
主な著書：『それぞれの誇り―婦長は病棟の演出家』（ゆみる出版）、『加納流仕事術―主任看護師超入門』『加納流育成術―教えすぎない共育』『加納流活性術―誰もが活きる！ 職場チームの作り方』（いずれも日総研出版）など。
二〇〇六年より渥美講談塾（千葉市）に入塾し、宝井琴梅、宝井琴嶺に師事。講談看護師・加納塩梅として活動。
著者サイト https://anbai-storyteller.themedia.jp/

二〇〇五年末に講談を習いはじめ、最初に創作講談にしたのは「てんかん・ぴあ・かうんせりんぐ」（その後「病気だってともだち」に改題）だった。私自身が三十八歳からてんかん患者だったので、てんかん啓発活動の道具として講談という話芸を活用したいと考えたからだった。

次に題材にしたのは、世界中の誰もが知っているにもかかわらず誤解されている「フローレンス・ナイチンゲール」、そして日本で最初にナイチンゲールの教育を受けたにもかかわらず、多くの看護師が知らない「大関和《おおぜきちか》」だった。講談という日本の話芸に出会ってから、この二人の生き様を講談にして、いつか語りたいと考えていた。

講談は落語や浪曲とともに日本の三大話芸だが、「落語は笑い、浪曲は泣き、講談は怒り」と言われ、「落語は業の肯定、講談は業の止揚」（立川談志）とも言われている。講談の「講」は歴史、「談」は話。誰もが知っている歴史上の人物やその時代の人気者の人生のエッセンスを、エピソードを交え、「喜怒哀楽」を込めて、講談調のリズムで語り聞かせる。講談は「虚と実」を語る。実際の史実に基づいた事実（ノンフィクション）に、明らかにフィクションとわかるが聴衆を楽しませてくれるエンターテイメントを織り交ぜる。時代と背景・地名・数字・名前・業績など、これだけでも知って得する根幹はしっかり押さえるが、フィクションもその人物の生きざまを伝えるように彩《いろどり》として工夫し、そのメリハリをリズムとともに聴衆に楽しんでもらう。

創作したいと考えた人物の生き方と、表現したいテーマを伝記や著作・資料などを見直して、何度も書き直していく。ベースは同じだが、会の主催者が意図するテーマに合わせ、その時々の聴衆に合わせ、与えられた時間に合わせ、メッセージの主役と脇役を考える。聴衆の反応を見ながら、とってのおきのエピソードを入れる。筆者は、プロの講談師はしない年表を作成し、参考文献を紹介し、話に興味をもっていただくために資料を配ることもある。「おもしろかった」「楽しかった」と思っていただくための工夫はあちこちに取り入れる。ここでどんな工夫かをつまびらかに書くのは野暮なので、一〇五ページ以降に収載した台本やユーチューブ配信[★1]をご覧いただきたい。

ナイチンゲールの講談を創作するにあたり、いちばん参考にしたのは子ども向け伝記『ナイチンゲール―現在の看護のあり方を確立した、イギリスの不屈の運動家』[▼1]で、ナイチンゲールは世界に大きく貢献した百人の一人として選ばれている。裏表紙には「聖人のような『ランプを持った淑女』として知られてきましたが、それだけでなく、ナイチンゲールは、才覚があり、不屈の精神の持ち主で、病院の環境などの改善を求めて、軍の指揮官や政府の大臣とたたかいました」とある。そして、表紙の次のページには「フローレンス・ナイチンゲールは、なんの地位ももってはいなかったが、まわりの男性たちがそうよぶように、まさに最高司令官なのであった。フローレンスが問題点をしらべ、正しい結論をまとめて文書にする。その書類を代弁者である彼らに教えるのであった」という、彼女の生涯を描いたセシル・ウーダム・スミスの言葉が載っている。そこで筆者は、ナイチンゲールの本当の姿を「人びとのために社会を変革するために戦う女性」と位置づけ、「烈女」と冠をつけて創作を始めた。これまで生涯の一部分だけが取り上げられてきた虚像を、人間的な苦悩とともに戦う実像に少しでも近づけるために、一般的には知られていない以下の重要な事実を織り交ぜたストーリーとした。

●ナイチンゲールは「ランプを持った淑女」だけでなく、「カナヅチを持った貴婦人」と兵士たちから呼ばれていた。
●ナイチンゲールは軍の指揮官と戦い、政府高官とも戦い、兵士や植民地人民、健康を奪われた人びとなど、常に社会的弱者の立場に立ち、尽くしていた。
●ナイチンゲールは病院の監督官として一年半、クリミア戦争で一年半、計三年しか現場にはおらず、ベッドと車椅子の生活の中で二百の著書を書き、一万二千通の手紙で提言し続けた。

★1 「加納塩梅のテンカン小噺チャンネル」https://www.youtube.com/c/Kanouanbai

●『看護覚え書き』は「他人の健康に一時的であれ責任をもつすべての人びと」に向けて、これまでの慣習ではなく、本当の看護を伝えるために書いた。

筆者はこれまで十年以上、看護職や看護学生への講演、学会講演、市民講座、講談会などでナイチンゲールの講談を演じてきた。多くの観客の感想は、「これまで知らなかったナイチンゲールを知ることができた」「講談という方法で伝えてくれたので興味がもてた」「楽しかった」という、企画側が意図した反応であった。「ナイチンゲールがとても人間的で、迷ったり苦悩したりしながら自分の信念を貫いていく姿に励まされました」「ナイチンゲールや大関和たちが切り拓いてきた道を自分たちが歩いているんですね。しっかりと踏んで次につなげる道にしたいですね」といった感想もいただいた。講談看護師冥利に尽きる。

引用文献

▼1 パム・ブラウン（茅野美ど里 訳）：ナイチンゲール—現在の看護のあり方を確立した、イギリスの不屈の運動家、伝記 世界を変えた人々5、偕成社、一九九一

［創作講談］

烈女フローレンス・ナイチンゲールから今に引き継がれる看護

加納 塩梅

【パン】講談看護師　加納塩梅です。
本日のお話は「烈女フローレンス・ナイチンゲール」。【パン】
世界中の人びとがナイチンゲールのことを知っています。クリミアの天使、ランプを持った淑女。【パン】そう呼ばれています。しかし、ナイチンゲールの本当の姿は、社会を変革する、戦う女性でした。【パン】

看護師であれば、誰もが知っているナイチンゲールの『看護覚え書き』。

ナイチンゲールは、『看護覚え書き』を、職業として病人の看護をしている人へより先に、家事使用人として子どもの世話をしている人、一時的に病人の世話をする友人や親戚たち、そしてすべての母親や教師たち、「他人の健康に一時的にであれ責任をもつすべての人」に向けて、本当の看護とは何かを知ってほしくてこの本を書いたのです。『看護覚え書き』はすぐにベストセラーとなり、英国の各家庭に一冊ずつ置いてあったそうです。【パン】

『看護覚え書き』にはこう書いてあります。

「すべての病気は、回復過程である。看護はこの回復過程を助けることである。新鮮な空気、光、暖かさ、清潔さ、静かさの適切な活用、食べ物の適切な選択と供給、そのすべてを患者の生命力を少しも犠牲にすることなく行うことである。」

つまり、環境や生活を整えて、誰もがもっている自然治癒力を引き出すのが看護だということを人びとに訴えました。ナイチンゲールは、人びとが勘違いをしているこれまでの慣習

を覆し、本当の看護に変えていくために『看護覚え書き』を書きました。【パン】
そして、日本で最初にナイチンゲールの看護教育を受けた看護師の一人、大関和《おおぜきちか》もまた「看護とは何か」を国民に伝えることを自らの使命としていました。【パン】
「JOAK、JOAK、こちらは東京放送局であります。」
ラジオ第一声が東京の空に流れたのは、今から九十六年前、東京が焼け野原と化した関東大震災から二年後の一九二五年、大正一四年三月二二日午前九時三〇分。受信契約数は約三千五百だったそうです。
七月には愛宕山の新施設、現在のNHK放送博物館で本格的なラジオ放送が開始されました。このとき、「家庭講座」という放送番組で「家庭と看護」のコーナーを担当したのが、大関和、六十八歳。日本で最初の看護教育を受けた看護師です。看護の教科書は英語だったそうです。実習指導者は、はるばる英国から招いたアグネス・ビッチ。ナイチンゲール看護学校の一回生がつくったスコットランド・エジンバラ王立診療所付属看護学校の一回生、ナイチンゲールの孫弟子。【パン】つまり、日本で最初の看護教育を受けた看護師たちはナイチンゲールのひ孫弟子というわけです。【パン】
和は自らが経営する大関看護婦会が震災で焼け出された中で、被災者救護に奔走し、復興間もない東京からラジオを通して看護とは何かを家庭に語り続けた「元祖ラジオのおばさん」でした。

「ラジオのおばさん」と聞くと、児童文学者の村岡花子。「ごきげんよう、さようなら。」覚えていらっしゃいますか。ＮＨＫの朝ドラ「花子とアン」の主人公、村岡花子が「ラジオのおばさん」として活躍したのは昭和七年、一九三二年ですから、その七年も前に看護師・大関和は、元祖ラジオのおばさんとして、「家庭と看護」の放送を六か月続けたそうです。【パン】

ナイチンゲールと同じように大関和も、震災からの復興まもないこの時期に、ラジオを通して看護の考え方と技を届けることが、看護師の使命と考えていたのでしょう。ナイチンゲールと大関和、二人は信念を貫く「烈女」という名にふさわしい女性でした。【パン】「烈女」の「烈」という字は、「烈《はげ》しい」と読みまして、下の点は火が燃えている様子、上の列は一列二列の列、つまり火ががーっと燃えている様《さま》を表しております。鮮烈、猛烈、強烈、痛烈、熱烈、炸裂！　つまり「烈女」というのは、「信念を貫き激しく生きる女性」のことでございます。【パン】

フローレンス・ナイチンゲールは、今から二〇〇年前の一八二〇年五月一二日、英国ヴィクトリア王朝の大富豪の次女として、イタリアのフィレンツェで生まれました。父、エドワード・ウイリアム・ナイチンゲールは大叔父からの莫大な遺産を相続した大富豪で、夏は北のお城、冬は南のお城、社交界シーズンはロンドンでホテル住まい、新婚旅行は三年半もの間、ヨーロッパ中を十頭立ての馬車でまわっていたのです。

新婚旅行中、長女がナポリで生まれ、次女がフィレンツェで生まれました。フィレンツェは、花の女神フローラの街。英語ではフローレンスといいます。そこで次女に「フローレンス」という名をつけました。

フローレンスは美しく、賢く、思慮深い娘でした。父親はフローレンスに、自らがケンブリッジ大学で学んだことを次々に教え、英文法、英作文、フランス語、ドイツ語、イタリア語、ギリシャ語、ラテン語、数学、心理学、法律、英国史、ドイツ史、ローマ史――これらは当時男子になされる教育で、女子でこのような教育を受けたものはおりませんでした。

「フローレンス、世の中には知らないことがたくさんある。大いに学ぶがいい。」

「はい、お父様。」

フローレンスは、その美しさと家柄から社交界でも人気者。

母親は、

「フローレンス、女の幸せは、結婚よ。お金があって、地位があって、教養がある殿方の心をゲットよ。」

「はい……お母様。」

二歳年上の姉は、フローレンスばかり注目をされますので

「モー、目立たないでよ。」

「はい……お姉様。」

華やかな世界でもてはやされればされるほど、フローレンスは悩みました。

「私には、何かほかにやるべきことがあるはずだわ。」

実は、十六歳のとき、「神に仕えよ」という天の声を聞いてから、いったい何をしたらいいのかわからず、鬱々《うつうつ》とした日を送っていたのです。【パン】

ところで皆さん、鬱《うつ》という字、漢字で書けますか。今日は漢字の書き方も覚えていただきます。「リン、カーン、ワ、アメリカン、コー、ヒーを、三杯飲んだ。」もう一度いきますよ。「リン、カーン、ワ、アメリカン、コー、ヒーを、三杯飲んだ。」鬱という字は、林で缶の中で木を焚いたら、煙であたりが見えない、見ようとしてもももやっとして見えない、そんな心情を表した字です。【パン】

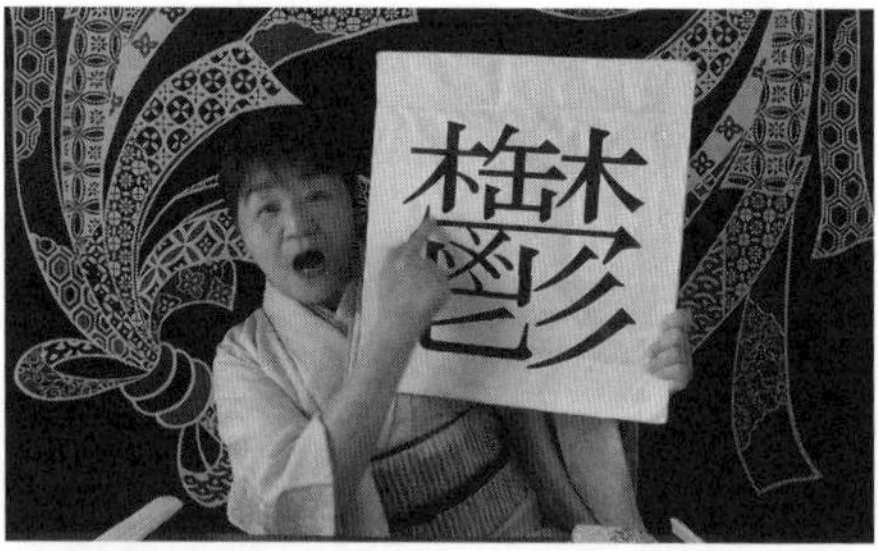

「林（リン）」の間に「缶（カーン）」、「冖（ワ）」、「※（→米→アメリカン）」、「凵（→コ）」ー「ヒ」ーを、「彡（→三）」杯飲んだ

二十二歳の夏。母親は娘たちに社会勉強をさせようと、当時凶作で餓死状態になっている農民たちを集め、ただ死ぬのを待つだけの「農民小屋」に連れていきました。

「見ておきなさい。世の中にはかわいそうな人がたくさんいます。」

「ええ、お母様。」

「恵まれない人びとのために施しをするのはレディのたしなみです。」

「でもお母様、この方はもう息をしていません。」

「ああ、それはどうしようもないこと。さ、行くわよ。慈善パーティの準備があるわ。」

フローレンスは、ショックでした。自分がパーティで贅沢三昧をしているとき、この人たちはここで亡くなっていく。フローレンスは人びとの苦しみの光景が四六時中つきまとって頭から離れない。もうほかのことは考えられない。この人たちをなんとしても助けたい！


【パン】


二十四歳のある日、突然、フローレンスは「そうだ、私は、看護婦になろう」と思い立つのですが、当時これは上流階級の娘としては非常識な決断でした。

当時の病院は今からは考えられないほどの不衛生な場所。同じベッドに何人もが代わる代わる寝て、シーツも毛布も替えることはなくドロドロ。医師は血まみれの手をちゃんと洗わないで次々に手術をする。無論家族は大反対。

「なんですって、フローレンス。ナースだなんて。何を考えているの。」

「でもやはりナースになりたいんです。」

「結婚はどうするの、結婚は。もう決まっているのですよ。」

「お断りします。」

「とんでもない。そんなことは絶対に認めません。なんだってあんな酔いどれ女のするような仕事をしたいだなんて言うの。」

「でも、私は病気になった貧しい人のために働きたいんです。」
「何を言っているの、貧しい者へは施しをしているでしょ。私たちは慈善パーティで寄付を集めているでしょ。パーティ、パーティ、あなたの仕事はパーティよ。」

ところが、フローレンスは結婚の申し込みを二回も断わる。まあ一回目にプロポーズされたのはその気がなかったのでいいんですけど、二回目にプロポーズされた方は、フローレンスが尊敬する、この方以上の人はいないと恋焦がれた方でもありました。

フローレンスは、まだなんにも仕事もしていないというのに、仕事をするなら絶対に結婚できないと思い込んでいたのです。ワーク・ライフ・バランスという考えは百七十年前はありませんでしたし、「神に仕えよ」と天の声を聞いてから、何をしたらよいのか何年も何年も悩んで決めた仕事を、中途半端にはできないという決意でもありました。

フローレンスは、看護婦になると決めて、病院に関するあらゆる情報をヨーロッパ中から集めます。なにしろ、英国のみならず、ドイツやフランスにも大勢の知り合いがいるのですから、情報網がすごいわけです。

しかし、情報というのは集めるだけでは、なんの役にも立たない。ただただ貧しい人びとのために働きたいという思いだけが鬱々と心を占め、神経衰弱で具合が悪くなってしまいました。

そこで、イタリアに行って静養。健康を取り戻したフローレンスがローマで出会ったのが

シドニー・ハーバート夫妻。この出会いがフローレンスの運命を変えることになるのでございます。【パン】

三十三歳になって、はじめての仕事というのが、シドニー・ハーバート夫人に頼まれた、ロンドンの「病気の貧しい女性を世話する協会」という慈善団体が運営する病院の指導監督者。これを聞いて、母親と姉はヒステリー発作を起こし、泣きわめく。しかし、父親は、フローレンスの決意が固いことを知り、独立するのに十分な生活費を渡してロンドンに送り出してくれました。【パン】

ロンドンの街中で、一生の仕事の第一歩を踏み出したフローレンス。これまでの鬱々としていたものが烈しく噴き出るかのように活動し始めました。

フローレンスは、たった十日間で空き家を病院に改築しなければならない。そこで、各階にお湯が出るようにし、調理場から食事が運べるリフトを付け、患者が看護婦を呼べるようにナースコールを付けるようにと、職員に図面を渡す。

ナースコールはフローレンスがはじめて発明したのですから、これはロンドンのどの病院もやっていないこと。図面を見た職員は、

「こんなものは見たことがありません。」

「当然ですわ。はじめてつくるのですから。」

「とても無理です。」

「無理……やってもいないうちからあきらめるのですか。」

「でも……。」

「でも……、ではありません！　すぐにつくってください！」

家族の鎖から解放されたフローレンスは、病院経営者としての手腕を次々に発揮。鬱から烈へと人生が変わり始めました。【パン】

一年後、クリミア半島で戦争勃発。英国軍はフランス軍とともにロシアと開戦。負傷兵でパンク状態になっていたトルコ領内スクタリの病院は、コレラが流行り大混乱。

その当時、クリミア戦争の財政や経理を担当する戦時大臣というのが、フローレンスがイタリアで知り合った、あのシドニー・ハーバート。シドニー・ハーバートは、フローレンスに「看護団」を組織してスクタリの病院へ行ってほしいと手紙を書く。

「拝啓、フローレンス・ナイチンゲール殿。今こそ、あなたのお力をお貸ししていただきたい。この事態を救えるのはあなた以外にはおりません。」

同じ日、フローレンスもシドニー・ハーバートに手紙を出す。

「前略、シドニー・ハーバート様。クリミアでの惨状を聞くにつれ、スクタリの病院へ出かけなければという気持ちがはやります。どうぞ私をその任に就かせていただきたくお願い申し上げます。」

二通の手紙は同時に出され、同じ郵便局ですれ違い、手紙を出したとたんすぐに、相手からの手紙が届いたのです。これは本当のことです。英国のナイチンゲール博物館には同じ日の消印の手紙が保管されています。【パン】

手紙をもらってわずか四日で、三十八名の看護団を集め、「トルコ領内の英国陸軍病院女性看護婦総監督」として、いざスクタリへ。【パンパパンパパンパパンパン】

トルコ領内スクタリの病院は、想像もできない惨状。病院とは名ばかりで、兵士たちは泥だらけの板に三十センチ間隔で寝かされ、えんえんと連なっている。ネズミが這い回り、ノミやシラミがうようよ。

「まあ、なんてひどい。」

「まずは、掃除からですわ。環境を整えましょう。」

ところが軍の規則と権力で立ちはだかる士官。「女が戦場に来て何ができる。命令が出るまで、余計なことをするな。」

意気込んで乗り込んだフローレンスたちは、じっと待つしかない。【パン】

次々と大量の負傷兵が運び込まれ、軍上層部は致し方なく「看護団」に協力を要請。しかし、嵐で病院は野ざらし状態。そんな中でも、軍の上層部との対立を避けるために、フローレンスは目立たないように指揮をとり、黙々と働く。ところが、今度は熱病が流行り、軍医・看護婦・物資調達官が相次いで死亡。フローレンスは、物資調達責任者を兼務すること

になる。【パン】

本国では、シドニー・ハーバートが国民に呼びかけ、慈善団体から救援物資が運ばれる。包帯も毛布も食料品もみなフローレンス宛に届きますから、軍の事務官は苦々しく、

「フン！ ナイチンゲール宛に来ようが、軍に来たものは軍のものだ。あの女の好きにはさせないぞ。」

フローレンスたちに物資を渡そうとしません。

それまで、じっと耐えていたフローレンス。もう、がまんできない。堪忍袋の緒が切れた。

【パン】看護婦たちを集め、

「皆さん、これから兵士たちに温かいスープをつくって届けます。」

「でも、また、書類が返されました。兵士の数が増えたというのに……軍の規定以上には出せないって。」

「書類？ みせてごらんなさい。私のサインがあるじゃないですか。私がサインをすれば十分です。さ、ごいっしょに参りましょう。」

看護婦たちはフローレンスを先頭に倉庫へ向かう。

「ああ、開かない。ナイチンゲール様、鍵が閉まっています。」

「そのようなことは想定内です。」

見ると、フローレンスの左手にはランプ、右手には
「カ、カ、カナヅチ！ こ、壊すんですか。」

「もちろんですわ。では、恐れ入ります。」

がーん、がーん、がん、がん、がん、がん。

「それっ。」ドアをブチ抜いて一気になだれ込む。

「さあ運び出しましょう。こんなところに置いてあっても、なんの役にも立ちませんわ。」

「はい！」

次々に運び出された救援物資。温かいスープが兵士たちの元へ届けられた。【パン】

兵士たちはぼろぼろと涙を流し、

「あの方がおいらたちにスープを運んでくださった。ああ、生きて国に帰えれるかもしんねえ。おっかあに会いてえ。あの方はな、おいらたちのために、規則なんかくそくらえってんで、カナヅチまで振り上げてくれたのさ。」

フローレンスは兵士たちに、「カナヅチを持った貴婦人」とも呼ばれていたそうです。【パン】

むろん、これで軍の上層部が、黙っているはずはありません。

軍医総長のホール医師は、

「うーむ、いまいましい。看護婦だというのに、命令に従わない、余計なことをする。生意気な女め。器物破損、横領で、訴えてや

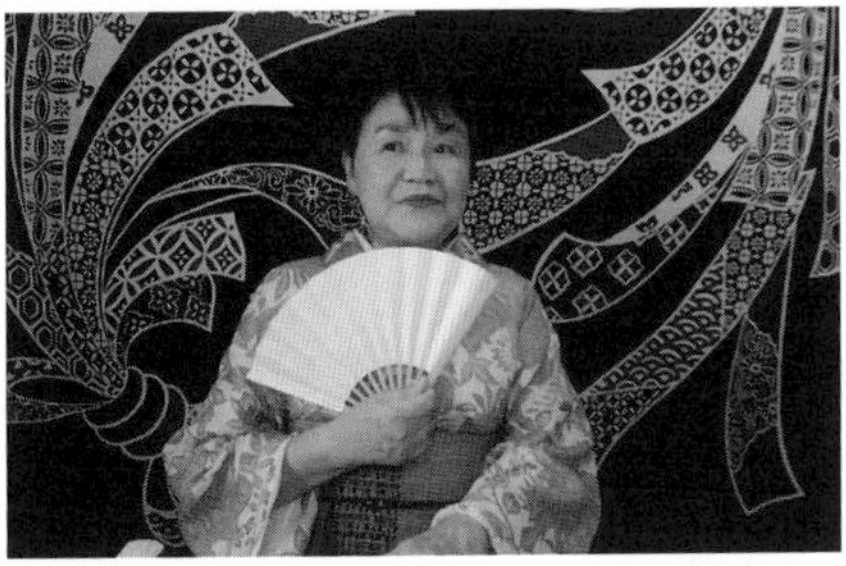

る！」【パン】
フローレンスを陥れようとする軍上層部との戦いは、フローレンスの主張が正しいことが政府の委員会の調査で証明され、「女王陛下のもとにある政府は、ミス・ナイチンゲールを英国陸軍病院における女性看護要員の総監督として認める」という公報が出されることでやっと決着がついたのです。【パン】

一年半にわたる戦地での仕事を終えて、心身ともにボロボロになって本国に帰ったフローレンス・ナイチンゲール。「クリミアの光」「英雄」と騒ぎ立てられ、国中が大騒ぎでした。港で大勢の国民がフローレンス・ナイチンゲールを出迎えます。「ナイチンゲール様。」「フローレンス・ナイチンゲール様。」「フローレンス、フローレンス、フローレンス、フローレンス。」

この年、フローレンスという名前が流行りに流行り、娘の名前はフローレンス、子犬の名前もフローレンス、競走馬も救命ボートもフローレンス、フローレンス、フローレンスと、なんでもかんでもフローレンス。【パン】

フローレンスは偽名を使って密かに帰国するのですが、国民の熱狂は醒めない。インタビュー、パーティの招待、ラブコール、プロポーズがひっきりなし。しかし、フローレンスは、このばか騒ぎが嫌で嫌でたまらない。誰とも面会せずに、昼も夜も部屋に閉じこもり、クリミアの悪夢にうなされる。

「ああ、かわいそうな兵士たち。さぞや無念だったでしょう。私は決して忘れない。助けても、助けても、あの汚い病院の中で死んでしまった大勢の兵士たち。この国の軍隊を改革せねば、病院を改革せねば、それがクリミアの土に埋もれた兵士たちへの償い。戦わなくっちゃ、戦わなくっちゃ！」

ところが、フローレンスの身体はボロボロ、……もうだめ、ダメよダメダメ……いつやるの、今でしょ……ダメよダメダメ……いつやるの、今でしょ……ダメよダメダメ……いつやるの、今でしょ……ダメよダメダメ……。【パンパン】

ベッドと車椅子の生活の中で、二千ページに及ぶ「英国陸軍の健康と能率および病院管理に関する事柄についての記録」という報告書を書いたのが三十七歳。以降次々に著作を出し、三十九歳のときに書いた『看護覚え書き』はベストセラーとなり、英国のどの家庭にも一冊、『看護覚え書き』家庭版が置かれていたそうです。

フローレンス・ナイチンゲールが看護婦として働いたのは、病院管理者としての一年半、戦場で一年半、合わせてたったの三年。

その後はずっとベッドと車椅子の生活を送り、寝る間も惜しみ、報告書や手紙を書き続け、陸軍病院の改革、インドや貧民街の衛生問題、病院建築、病院管理に看護学と、その著作二百。【パン】

女王陛下や政府高官に改革を提言する手紙一万二千通。【パン】
ナイチンゲール基金に集まった募金は、現在のお金で二億五千万円。【パン】この基金でナイチンゲール看護学校をつくり、世界中に看護師を送り出しました。
以降三十年間、なんの地位もないにもかかわらず、英国における影の最高司令官として君臨し、健康政策を変え、英国社会を変え、世界中の看護師を育てたのでございます。【パン】

フローレンス・ナイチンゲールから、今に引き継がれ、次の時代につなげるスピリッツは
【パン、パン】
一つ、常に社会的弱者の側に立ち、尽くす。【パン】
一つ、慣習や前例にとらわれない。【パン】
一つ、本当に必要な情報を広く人々に届ける。【パン】
では、ないでしょうか。

本日はこれにて、英国陸軍を震え上がらせた凄腕の女性、「カナヅチを持った貴婦人」と呼ばれ、烈と鬱とを繰り返しながら、確固たる信念で激しく生きた「烈女フローレンス・ナイチンゲール」の一席を読み終わりとさせていただきます。

（日本看護管理学会 第25回学術集会 公開市民講座、二〇二一年八月二八日 オンデマンド配信）

子ども向け伝記『ナイチンゲール』への取り組みを振り返る中で見えてきたこと

宮本　眞巳

宮本 眞巳 みやもと・まさみ

東京医科歯科大学 名誉教授

一九四七年生まれ。東京大学文学部社会学科卒、東京大学大学院医学系研究科保健学専攻博士課程単位取得済退学、東京都立松沢看護専門学校卒、保健学博士。

東京都立松沢病院看護科（一九七八〜八八）、東京都精神医学総合研究所研究員（一九八八〜九五）、横浜市立大学看護短期大学部教授（一九九五〜二〇〇〇）、東京医科歯科大学医学部保健衛生学科教授（二〇〇一〜一三）、亀田医療大学看護学部教授（二〇一三〜二二）。専門は精神保健看護学。

主な著書：『ナイチンゲール』（文研出版）、『感性を磨く技法 1〜4』（日本看護協会出版会）、『精神看護学』（編著）（中央法規出版）、『アディクション看護』（編著）（医学書院）、『実践精神科看護テキスト14 薬物・アルコール依存症看護』（編著）（精神看護出版）、『実践精神科看護テキスト17 司法精神看護』（編著）（精神看護出版）、『援助技法としてのプロセスレコード』（編著）（精神看護出版）、『改訂版 看護場面の再構成』（日本看護協会出版会）など。

執筆に至る経緯

四十六年前に書いた子ども向け伝記『ナイチンゲール』が、再び世に出るとの報に接して、驚きや喜びとともに、あの作品は時間の経過に耐えられたのだろうかと一抹の不安を覚えた。作家の第一作には、良くも悪くも生涯を貫くテーマが埋め込まれていると言われるが、そういえるだけの内実を備えた作品といえるかどうかも気になった。ナイチンゲールの生涯に自分を重ねながら、史実に基づき彼女の心情に沿ったストーリーを描いたつもりではあったが、〝答え合わせ〟をするような心境でページをめくるうちに、様々な思いがわいてきた。

何の実績もなかった私が著書の執筆に至った事情、当時の問題意識と執筆の経過、そして初稿から出版に至る経緯には、今振り返ってみても興味深いドラマがあった。それというのも、ナイチンゲールの波瀾に富んだ生涯については、現在に至るまで評価が分かれ、彼女の扱われ方の推移それ自体が壮大なドラマだからだろう。

執筆の依頼は、フィールドワーク先の精神科病院で知り合った臨床心理士から持ち込まれた。彼女の知人が、小学校中級向けの伝記シリーズを担当し、新しい視点から偉人の生涯を描ける若手を探しているが、ナイチンゲールの巻は適任者が見つかっていないという話だった。それは私が、専攻した社会学講座から飛び出し、大学院で精神衛生学を学んだことが契機となって、看護師資格を取るため看護専門学校に入学して間もない頃だった。

副読本の『看護覚え書き』を読んだばかりで、看護実践の奥深さとともに、ナイチンゲールの透徹した論理や看護の実態に対する辛口の批判に根ざす、看護師の主体性や看護職の専門性の主張に感銘を受けていた。彼女について伝えられてきた、生まれついての優しい性格、クリミア戦争における自己犠牲的な活躍、兵士たちからの絶大な信頼といったイメージだけでは、どこかしっくりこない感じがしていただけに、彼女の肉声に触れた気がして爽快感を覚えたのである。また、科学評論家の吉岡修一郎による『もうひとりのナイチンゲール』には、徹底した合理精神と現実主義に基づいて、イギリス陸軍の官僚的な医療制度の改革に正面から取り組んだ戦う人という彼女の知られざる一面が描かれていて、肯けるところが多かった。

ところが、折から行われた戴帽式で、上級生の唱和によって知らされた「ナイチンゲール誓詞」の内容は、奉仕、献身、忠誠を殊更に強調するものでしっくりこなかった。調べてみると案の定、「ナイチンゲール誓詞」はアメリカでつくられ、その内容はナイチンゲール精神とは無縁のようだった。ところが、そのことを級友たちに話したところ、女子学生から、戴帽式で新たになった看護師への熱い思いに水を差さないでほしいと言われてしまった。その矢先に持ち込まれたナイチンゲール伝の執筆は、級友とのギャップを埋めるための第一歩となりそうに思えたが、原稿の締め切りまでは半年しかなかった。執筆依頼に応じることは無謀な決断とも思えたが、断ったら後悔するだろうなという内心の声が背中を押してくれた。

執筆準備の手始めに、図書館や古本屋を訪ね、級友にも協力を仰いで手に入る限りの伝記本を集めた。史実を確認するため、まだ翻訳が出ていなかったクック（一九一三）とウーダムースミス（一九五〇）の原書に目を通した。ウーダムースミス自身が青少年向けに書いた箇略版が一九七三年に訳出されていたが、当時は気づかなかった。

一般に伝記の執筆に当たっては、多様なエピソードの中からどれを選び出し、どのように結びつけてストーリーを描くかが問われる。史実への忠実さを心がければクックやウーダム-スミスによる著作のように長大となるが、子ども向け伝記の場合、簡潔さとわかりやすさという制約の中で確かなメッセージを伝えなくてはならない。膨大な資料に埋もれナイチンゲールの姿を夢にまで見るうちに、物語の軸を彼女の自立のプロセスに据えるというアイデアが閃いた。彼女の人生が看護師として生きようとしている私や仲間たちの人生と重なって見えてきて、執筆に取りかかる心の準備が整ったように思った。

手始めに、ナイチンゲールの看護婦として、女性として、人間としての自立を妨げた要因と、その克服を可能にした要因を思いつくままに書き出し、裏づけとなりそうなエピソードを列挙してみた。一つの重要な手がかりとなったのは、子どもの頃、妹の本棚で見つけて、好奇心に駆られ手に取ったナイチンゲール伝の記憶だった。男の子が読むのは男性の伝記と決まっていた時代で、女性の伝記に手を伸ばすことに後ろめたさを感じたが、読み始めたら夢中になった。

二つのエピソードが記憶に残っており、一つは、幼いナイチンゲールが、父の法律書に記載された諸権利の説明文に「但し女性を除く」と付記されていることに腹を立て、インクで消そうとして父親に見つかり、イギリス中の本に同じことが書かれているので法律が変わらない限り無駄なことだと諭され，自分が変えてみせると心に誓ったという話である。小学生の私はこの話に感動したのだが、執筆時には当の児童書を探し当てられず、しかも目を通したどの本にもこの話は出てこなかった。それで、この本の著者が、女性の権利獲得のために戦った人として彼女を描き出すために創作したエピソードかもしれないと考えて、この話を取り上げることは見合わせた。

執筆の数年後、ナイチンゲールが、女性参政権運動よりも女性の知性と積極性の向上を優先させたことや、優れた看護婦は優れた女性であるべきと述べていることが、フェミニズムの論客から批判を浴びていることを知った。その代表格といえるガマーニコフは、彼女が、従属性を基調とする〈女性らしさ〉によって看護婦の役割規定を図ったと主張していた。確かにナイチンゲールは、大昔から女性がとってきた役割の延長線上で看護婦の役割規定を図ったが、〈女性らしさ〉の基調が従属性であると考えるはずはなかった。彼女なら、女性に見出される従属性は、社会が女性に押し付けたものであって、それを跳ね返してこそ女性の自立が可能となるのであり、看護婦はそのモデルとなるべきであると言うだろう。女性の知的欲求の充足を妨げる現実の壁と戦い続けたナイチンゲールにとって、女性としての自立は、人間として、看護婦としての自立と決して別物ではないのである。なお、彼女は看護婦の役割として、患者の回復にとって最適の療養環境を整えること、すなわち場の支配を重視したが、ちなみに支配は自立と並ぶ従属の対義語である。

もう一つのエピソードは、彼女が思春期の頃、父親の領地の村で、牧羊犬が骨折に苦しみ安楽死の運命にあることを知り、居合わせた牧師に手伝ってもらって、折れた前脚に副木を当て包帯を巻き、手厚く介抱して回復に導いたという話である。この話はクックの著書の中に牧師の証言に基づく実話として紹介されていたが、彼女の生来の思いやり深さについての印象操作の恰好の手段として用いられているように思えた。彼女の生涯におけるこのエピソードの適切な位置づけが見出せず、迷った末にこの話も取り上げることを見送った。この選択については後悔することになったのだが、その理由については後述する。

これらのエピソードを外しても、ナイチンゲールの生涯には、子どもたちの興味を惹きそうな話が山のようにあった。その中から特に印象的な話を厳選し、時間軸に正確に沿った配列を心がけながら、厳しい現実との格闘を通して彼女が何を得て何を失ったかを描き出す作業には手応えを感じられた。実を言うと私は、子どもの頃からずっと児童文学の愛読を続けており、いずれ自分でも児童向けの作品を書いてみたいという願望もあったので、この仕事はよい機会だった。

私にとってのモデルは、「児童よみもの作家」と自称し、映画『転校生』の原作をはじめ多数のヒット作を発表する傍ら、少年時代の体験に根差す克明な資料探索に基づいて、戦時教育の実態を世に示すことに心血を注いだ山中恒であった。『ボクラ少国民シリーズ』等から、史実の正確な考証に基づいて想像力を羽ばたかせることの重要性を学び、完成したら彼に読んでほしいという期待が執筆の励みとなった。数年後にはその期待が現実となり、彼から届いた長文の手紙を通じて好評価と知ったのだが、後に対面するまで彼が私を女性と思い込んでいたことが判明して、苦笑し合ったことが印象に残っている。

リライト版の衝撃から出版まで

執筆には充実感が伴った半面、編集者からシリーズ全体のトーンを揃え、読みやすくするために専門のリライターの手が入ると言われたことが気になっていた。編集者やリライターに、執筆の意図が理解されるかどうかを危惧したからだが、最終的には著者の私が目を通すことを条件に了承した。不安はやはり的中し、私なりに考え抜いた記述に大幅な削除や直しが施され、私が取り上げなかったエピソードが付け加えられていたのである。

削除されていたのは、ナイチンゲールが、幼い頃には極度に神経質で人見知りの傾向がかなり尖端恐怖の症状まで呈していたこと、社交界の誘惑に溺れる自分を責めながらなかなか抜け出せなかったこと、従弟からの求愛に応じる気はないままに断りの返事を引き延ばして、憧れの従姉から絶縁されたことなど十箇所あまりに及んだ。彼女の主張を代弁するための闘いに疲弊して体調を崩し、軍務大臣を辞任せざるを得なかったハーバートを敵前逃亡と責めたことも削除されていた。さらに、例の骨折した牧羊犬を手当てした話が付け加えられ、草稿では説明に留めていたミルンズとの別れの場面に、型どおりでリアリティの感じられない会話文が挿入されていた。つまり、リライターは、ナイチンゲールを神聖化してきた従来の常識を踏襲し、彼女の弱点と思えそうな箇所を周到に削除、改変するとともに、年少の読者にもわかりやすくて興味を抱けそうな工夫を加えようとしていたのである。

送られてきたリライト版を一読したときには、驚きとともに落胆や徒労感に襲われたが、これが現実なのだと気を取り直した。編集者宛の手紙に、削除されていたすべての箇所について削除不可の理由を詳細に解説し、子ども向け伝記だからといって主人公の長所だけを強調して聖人像を作り上げるつもりはないと書いて送った。ただし、リライターの意見も一部取り入れてわかりやすい表現に修正し、ミルンズとの別れの場面については会話を構成し直した。編集者からは折り返し、「宮本さんが怒っているのが伝わってきました。ご意向に沿います」との短い返事が返ってきた。私は、怒るよりも呆れながら、現実を見定めつつ巻き返すことができたという手応えや爽快感とともに、新しい視点を取り入れたいと言っていた編集者の真情が確かめられたことに安堵を覚えた。

リライターのおかげで、ナイチンゲールとミルンズとの別れの場面を再構成できたことは、二人の関係性についての理解を深めるうえでよい機会となった。二人とも、それぞれの個人的事情から思い詰めてしまい、ミルンズは最悪のタイミングでナイチンゲールに決断を迫った。そして、ナイチンゲールは仕事か結婚かという極端に狭められた選択肢の内から決断するしかないと思い込んだ。つまり、二人の訣別は、個人的事情と関係性の絡み合いという偶然的な要因の影響を受けており、決して必然でも宿命でもなかったと考えられるのである。その証拠に二人ともしばらくの間は相手に未練を残していたし、その後も二人の間には生涯にわたる協力関係が維持された。それで「あとがき」には、ミルンズがもう少し待ってくれればどうなったかわからないと書き記したのだが、私は今でも、二人の関係性をめぐって現代に及ぶ根の深い問題が介在していたと考えている。

自立への闘い――その光と影

近代以降、現代に至るまで、女性たちの自立を目指す闘いによって既得権を侵害されたと感じた男性たちは、足元を脅かされたことからくる怒りのままに、彼女たちの自立を妨害してきた。ナイチンゲールの場合、クリミア戦争の現場では陸軍や病院の幹部がことごとく彼女の活動を妨害し、戦後も陸軍幹部は一体となって、彼女の医療改革への提案に対する非協力を貫いた。一方で、ハーバートをはじめ、彼女の人柄や志に触れ、早くから献身的に支えた男性や、彼女の目覚ましい活動に触れて感化され、協力を惜しまなかった男性も少なくなかったが、その多くが彼女への反対勢力に抗し、盾となる役割に疲弊し尽くした。彼女の主張に理解を示した女王や首相の力を借りることにも限界があったのである。

彼女の没後間もなく出版され、後世に大きな影響を与えたストレイチーのナイチンゲール伝は、彼女の偉業を称えるかに見せて、彼女の主張や活動が時に攻撃的な性格を帯びたことに対する怒りを顕わにし、冷笑を浴びせる記述に満ちている。彼の執筆姿勢からは、彼女から攻撃を浴びてプライドの傷ついた男性たちに同情を寄せる一方で、彼女に肩入れしたせいで深手を負った男性への敵意と哀れみを読み取れるような気がする。時代の影響が色濃い彼の反応によって顕わになるのは、男性の既得権への侵害ではなくて、男性には既得権があるという幻想の綻びである。それだけに、彼女の厳しい現状批判と対決姿勢に根ざす活動が、周囲に軋轢と混乱を引き起こしたのは間違いない。しかし、女性であるがゆえに多くの権利をあらかじめ奪われていた彼女が、自ら信じた理念を全うするために、身近な有力者の力を借り、時には強引とも思える策を弄したのも無理はない。

この問題に関連して、作家の宮本百合子が、戦前に発表されたナイチンゲール伝の中で例の牧羊犬を救った話に触れ、注目に値する指摘を行っていることを最近になって知った。すなわち、犬への同情心を徹底的に表現し、副木を当てずにはすませなかった実際的な行動力と、牧師を終わりまで手伝わせずにはおかなかった独特な支配力は、彼女の生涯を貫く天稟《てんぴん》であったというのである。

プロレタリア文学を代表する作家の一人である宮本百合子は、ソビエト連邦をモデルとする社会主義社会の実現によって、女性の解放が自動的に実現するという幻想が、まだ信じられた時代に早逝した作家である。しかし、近年、結婚と離婚の実体験に基づく彼女の作品が、女性の自立を阻む結婚制度という現実の中で、男女の間に必然的に生じる葛藤を女性の視点から鋭く描き出した作品として再評価されている。百合子の生誕はナイチンゲールの晩年だが、両者の体験と問題意識には重なるところが多く、それだけに彼女の鋭い指摘には盲点を突かれた気がして、重要なエピソードを生かせなかったことが悔やまれた。

ナイチンゲールが、理不尽な仕打ちに出会っても声を荒らげず、穏やかだが威厳に満ちた一言によって、相手の協力を引き出したという類の証言は少なくない。百合子が独特な支配力と名づけたものは、社会生活の隅々にまで浸透した権力の流れを読んで、使いこなすマネジメント能力と言い換えることもできよう。裁量権を有する政治家、官僚、医師と対立することなく、彼らの信条や義務感に働きかけることによって、自らの目的に沿った行動へと誘い込む彼女の能力は、権力者に迎合しつつ巧みに操る狡猾さと見えて妬みを買うこともあっただろう。しかし彼女にとって、貧窮者や病弱者を悲惨な状況から救い出すためには、それが最善の策であった。また、彼女がこの方法を活用できたのは、彼女が母や姉との泥沼の葛藤に足を取られ長引いたモラトリアムの間に貯えた知力と人脈、そして上流階級の出自ゆえに得られた財力という恵まれた条件に支えられていたからであったことも見逃せない。

持ち越された課題──相互依存に根ざすオープンな関係性

一方で、ナイチンゲールは、自らの使命と思い定めた活動を妨げない形で、結婚を成立させる機会には恵まれなかった。彼女が偉業を達成できたのは独身を通したからであると考えられがちだが、彼女自身は男性との親密な関係を望んでいたし、看護婦になる女性はできれば結婚したほうがいいとも述べている。もしも彼女が、信頼に足る結婚相手を得ていれば、そのお陰で取り組むことのできた課題もあったはずである。ミルンズとの訣別は返すがえすも残念な結果であり、もしもタイムスリップが可能だったら、なぜ本音の対話ができないのかと二人に問いかけてみたいものである。

彼女には、強固な使命感と卓越した知識や判断力が裏目に出て、自らの期待や信念と一致しない他者の言動に触れると怒りや嫌悪が先立ち、困惑や無力感に諦めも重なって、相手の視点をとる余裕を失い、視野が狭まる傾向があったように思える。社会学者ミードが、対話の成立する条件は「相手の視点をとること」であると指摘したのが彼女の晩年、さらにベイトソンが「相手とのずれを埋めること」であると踏み込んだのは彼女の没後だった。

否定的な感情を意識し、自らの苦衷《くちゅう》を正直に表現すること、すなわち弱音を吐くことができれば相手もそれに倣うので、お互いに相手の視点を取りやすくなる。しかし、二人の間にそのようなやりとりがあったとは思えない。心の荒んだ不良少年とも親しく付き合えたミルンズは、ナイチンゲールと結婚しても、彼女に傾倒するあまり自らの限界を見失ったハーバートの運命をたどることはなかったのではないか。彼女と適度な距離を保ちながら、本音を投げかけ合う関係をつくれるだけの柔軟性と芯の強さがあったと思えるからである。

ナイチンゲールは、女性との関係性においても、自分の気持ちを理解してくれる献身的な支援者との関係に傾き、対等でオープンな関係を求めなかった節がある。すなわち、女性の直面する現実と格闘しながら先駆的な問題提起を試み、彼女の活動と思想にも関心を示した女性たちとの対話には積極的でなかったのである。例えば十九世紀を代表するフェミニストで母方の従妹に当たるバーバラ・ボディションや、ヴィクトリア朝を代表する作家でジョージ・エリオットの男性名で知られるメアリー・エヴァンスなどである。女性に課せられた家族制度の制約を痛烈に批判した自伝的小説『カサンドラ』のテーマは、エヴァンスに留まらず半世紀後に登場したヴァージニア・ウルフや宮本百合子とも響き合う。彼女がミルンズやエヴァンスらとの間で本音の対話を試みていたら、歴史が変わっていたかもしれない。このような夢想に思考実験を重ね、フィクションに仕上げてくれる表現者がいてくれるとありがたいのだが。

男女に限定されない多様なジェンダーを生きる私たちは、同じ時代に生きながらもそれぞれに異った生き難さを感じ合っている。それでもなお、男性優位の社会構造に由来する制約がもたらす生き難さが根底にあるという状況は、ナイチンゲールの時代と基本的には変わらないのではないだろうか。とはいえ、「既得権」にあぐらをかく男性に非難を浴びせ、男性役割への過剰適応によって「既得権」に預かる女性を疎外することは、社会状況の好転には直結しなかった。辛うじて見えてきたのは、ジェンダーの区別に限らず様々な生得的な資質に根ざす差異や弱点を認め合い、相互依存を許容し合いながらそれぞれの自立を目指すという道であり、それを可能にするのは心を開いた者同士による対話の積み重ねだという事実である。

ナイチンゲールの生き方や業績の評価をめぐっては、没後百年を経ても議論が絶えないが、大事なのは評価ではなく、その中から現代的な課題を導き出すことだと思う。私自身は、彼女の体験した関係性と彼女をめぐる人間模様への関心を起点に、彼女の活動にとって原動力とも躓きの石ともなった感情に焦点を当てながら、人間関係と看護的援助との関連性について考えていきたいと改めて思う。

どうやら私の四十六年ぶりの総括は、求められているのが〝答え合わせ〟ではなくて〝問い直し〟であることを再認識する機会となったようである。

［子ども向け伝記］

ナイチンゲール

——たくましく美しく看護の道をひらいた人

宮本 真巳

この本を読む前にちょっと

あなたは、フローレンス・ナイチンゲールという名まえを知っていましたか。そう、知りませんでしたか（知っていた人はごめんなさい）。それではどうしてこの本を読もうと思ったのでしょう。もしかしたら、おかあさんがえらんでくれたのではありませんか。

どうしてそんなことを言うかというと、このナイチンゲールは、おかあさんたちに、とてもひょうばんのいい女性だからです。みなさんのおかあさんたちの中には、ちょうどみなさんと同じくらいの年ごろに、ナイチンゲールの伝記を読んだことのある人が、たくさんいるはずです。そして、ナイチンゲールのやさしい人がらにうたれ、また男性に負けない仕事ぶりに、あこがれたのだと思います。だから、きっと、みなさんにも、自分が子どものころに味わった感動をわけてあげたいと思ったのでしょう。

それではいったい、ナイチンゲールは、どんな人だったのでしょう。また、どんな仕事をしたのでしょう。

ナイチンゲールは、九十年の長い一生の間に、たくさんの仕事をしました。いちばん有名なのは、戦争でけがをしたり、病気になったりした兵士たちを看護し、たくさんの命をすくったことです。そのあと、戦場での苦しい体験をいかして、もっとよい治療がうけられるように、医療のしくみをかえようとしました。また、病気の人の大きな力になれる、すぐれた看護婦を、たくさん育ててあげました。

それらのことについて、これからじゅんにお話ししますが、とにかく、ナイチンゲールは、ほかの人には一生かけてもできないような仕事を、ひとりで何人分もやりとげました。そして、どれもがすばらしい仕事でした。

このように、なにひとつできないことのないようにみえるナイチンゲールにも、ただ一つ、一生できなかったことがあります。それは、けっこんすることでした。みなさんの中には、だれかに、「大きくなったら、なにになるの」と聞かれて、「およめさんになるの」と答えたことのある人はいませんか。そういう人は、もしかすると、この本は読まないほうがいいかもしれませんね。でも、ナイチンゲールの、少しかわった、それでいてすごくまともな一生をたどってみるのもおもしろいのではないでしょうか。

フローレンスのたんじょう

「男の子、それとも女の子?」

「うん、また女の子だよ。」

「あら、そうなの。」

「でも、いいじゃないか。生まれたての赤んぼうにしてはかわいい顔をしているよ。鼻と口もとはきみにそっくりだ。」

「そうね。目とまゆのあたりは、あなたににているわ。おりこうさんになるわよ。きっと。」

フローレンス・ナイチンゲールは、一八二〇年、五月十二日の朝、イタリアの古い町フローレンスに生れました。おとうさんのウィリアムも、おかあさんのファニーも、イギリス人でしたが、ふたりとも旅行が大すきで、二年前にけっこんしてから、イギリスをあとにして、ヨーロッパじゅうを回っていたのです。

フローレンスとは、「花の都」という意味です。その名のとおり、広場も、家家の庭も花でうずまってしまいそうな、美しい町です。ウィリアムとファニーは、この美しい町がすっかり気にいってしまいました。それで、ここにしばらくたいざいしている間に、ふたりめの女の子が生まれたのです。

「ねえ、あなた、この子にも、生まれた町の名まえをつけましょうよ。」

ふたりは一年前、やはりイタリアのナポリで生まれた女の子に、ナポリの古いよび名をとって、パーセノープと名づけていました。

「フローレンス・ナイチンゲールか。うん、いい名まえだ。」

家族の間では、ふたりの子どもは、短くパース、フローとよばれて育てられました。

ところで、フローレンスの両親がこんなに長い間、国をるすにしてヨーロッパかく国を旅行していることを、ふしぎに思う人もいるかもしれませんね。じつは、フローレンスのおとうさんは、わかいころ、広い土地などの、たくさんの遺産をそうぞくした、大地主でした。ですから、一年じゅう、仕事をしないで、すきなだけ旅行したり、遊んでくらすことができました。これは、ナイチンゲール家だけではなく、そのころのイギリスの上流階級の人たちなら、だれでもできたことでした。

でも、その一方では、食べるものも満足になく、病気になってもも医者にみてもらえないような人たちが、都会にも農村にもあふれていました。フローレンスは、やがて大きくなると、これらのまずしい人たちに、なにかしてあげたいと思うようになります。

さて、両親は、フローレンスが一才になるころ、長かった新婚旅行を終えて、イギリスに帰ることにしました。そして、ダービーシャー州のリー・ハーストというところに、おとうさんの設計で新しい家をたてました。寝室が十五もある、お城のようなりっぱな家です。丘の上にたっていて、まどからのながめはすばらしいものでした。すぐそばを川が流れ、美しい林にかこまれています。

ところが、この美しいやしきも、住んでみると、いろいろと不便なことがわかりました。なによりも、冬の寒さがこたえました。はじめてすごした冬に、パーセノープとフローレンスは、ふたりともかぜをひいてしまいました。おかあさんは、このやしきが、ぜんぜん気にいりません。

「こんな寒いところに家をたてるなんて、考えがたりませんでしたね。それに、ロンドンから遠すぎて、親類の人たちをおよびするのに不便ですわ。だいいち、せっかく来てもらっても、寝室が十五しかなくては、せますぎますよ。」

おとうさんは自分で設計したこともあってこの家が気にいっていたのですが、おかあさんにそう言われては、考えなおさないわけにはいきません。それでおとうさんは、ロンドンに近い、ハンプシャー州のエンブリー・パークというところに、やしきを買いました。ここは、リー・ハーストよりもあたたかいし、もっと広いので、おかあさんも満足です。それにここは、たいへん美しいやしきでした。おねえさんのパーセノープは、少し大きくなってから、親しいいとこのヒラリーへの手紙に書いています。

ここのすばらしさは、どう言いあらわしたらいいかわからないぐらいです。リー・ハーストよりも、もっと広くきれいです。今、庭にはしゃくなげやつつじがさきみだれていて、ばらも、つぼみをいっぱいつけています。朝、目がさめると、うっとりするような花のかおりが、へやの中までにおっていて、うぐいすの鳴き声も、聞こえてきます。どうか早くいらして、このすばらしさを楽しんでください。

こうして、ナイチンゲール家は、夏の間は、すずしいリー・ハーストで、それ以外は、エンブリー・パークでくらし、春と秋には、ロンドンにかりたやしきですごすことになりました。

ゆめみる少女

ところで、フローレンスのおとうさんは、どんな人だったのでしょう。ウィリアム・ナイチンゲール氏は、三つの大学を卒業して、広い教養をもったものしずかな紳士でした。このころのイギリスの紳士たちが、だれでもするように、さかなをつったり、かりをしたりすることがすきでした。また、ハンプシャー州の政治の仕事にもついていて、州知事になったこともあります。でも、もともとは政治のようなはでな仕事より、本を読んだり、考えごとをしたりするのが、すきなほうでした。

一方、おかあさんのファニーは、夫より、六つも年上で、けっこんしたときは、もう三十才でした。でもとてもわかわかしくて美しく、ウィリアムのほうが、年上に見えるくらいです。ファニーは、夫とちがって、お客をおおぜいよんで、もてなすのがとくいで、にぎやかなほうがすきでした。

こんなふうに、せいかくのちがうふたりは、なかなか意見が合いません。でも、ウィリアムは、つまらないことで言いあらそうのは、めんどうくさくなってしまうたちなので、たいていは、ファニーの言うとおりになってしまうのでした。

フローレンスは、こんな両親のうちで、おとうさんのほうがすきでした。おとうさんも、どちらかというと、パーセノープよりもフローレンスのほうをかわいがりました。それで、パーセノープはおもしろくありません。

パーセノープもフローレンスも、かわいらしくて、かしこい子どもたちでした。でも、だれが見ても一つ年下のフローレンスのほうが、パーセノープよりもものわかりがよくて、おまけにかわいらしく見えました。

また、せいかくも、だいぶちがっていました。パーセノープは、あまえんぼうで、両親や、おじさん、おばさんにくっついて歩いていました。また、おかあさんににて、にぎやかなのがすきで、やしきをおとずれた親類の子どもたちと、遊び回っていました。

それにくらべると、フローレンスは小さいときから、おとなにあまえるのがきらいで、なんでも自分ひとりでやってしまいました。一年あとから生まれたのに、洋服を自分で着られるようになったのは、フローレンスのほうが先でした。パーセノープは、遊び回ったあと、ちらかしたままどこかへ行ってしまうことがよくありました。それをもとどおりにきちんとしておくのは、いつもフローレンスの仕事でした。

小さいときに、フローレンスは、親類の家にとまりにいっているパーセノープにあてて、手紙を書きました。

パース、あなたは切りぬき帳をわたしがどこかへおいたように言っていたけど、引き出しの中にはいっていました。自分でしまっておいたのに、どうして見つけられなかったのですか。

まるで、フローレンスはパーセノープをしかっているかのようです。これでは、どっちがおねえさんだかわかりません。

でも、ふたりはけっして、なかが悪かったわけではありません。同じころに、フローレンスはこんな手紙も書いています。

ねえ、パース。これからも、今までよりいっそう、おたがいを愛し合うことにしましょう。それが神さまの意志だし、おかあさまのおのぞみなのですから。

このように、フローレンスは、パーセノープよりしっかりしているようでしたが、ずいぶんと、かわった子どもでした。たとえば、同じ年ごろの子どもと遊ぶのがきらいでした。さそわれて、遊びのなかまにくわわっていても、ほかの子どもたちが、どうしてそんなに楽しそうなのか、ちっともわかりません。そんなフローレンスを見ていると、ほかの子どもたちも、だんだんおもしろくなくなってきます。それで、しだいに、だれもフローレンスをさそわなくなりました。だれもさそってくれないとなると、フローレンスもちょっぴりさびしいのですが、だからといって自分からなかまにはいる気にはなりませんでした。

また、パーセノープが、どんなお客さんにもすぐになつくのにくらべると、フローレンスは、よその人といっしょにいるのをいやがりました。とくに、はじめてのお客と会うのがいやで、食事の時間になっても、自分のへやにとじこもって、出てこないことがありました。そんなとき、おとうさんは、

「あの子は、わたしの子どものころににて、どうも人みしりのくせがあって、こまったものだ。」

とにがわらいするのでした。これにたいして、おかあさんは、

「またフローのわがままが始まった。あの子はあなたの受け持ちですから、ちゃんと言ってやってくれないとこまります。だいいち、お客さんにたいしてしつれいですよ。」

とこわい顔をするので、ナイチンゲール氏も、だんだん、しぶい顔になるのでした。

一方、フローレンスのほうは、とにかく、知らない人に見つめられるのがこわくて、どうしたらいいかわからなくなってしまうのでした。もしも、むりにテーブルの前にすわらされたら、ナイフやフォークで、なにかとんでもないことをしてしまうような気がしました。

フローレンスが、このように、ひっこみじあんだったのは、小さいときから、病気がちだったからかもしれません。フローレンスは、まだ赤ちゃんのころに、あたたかいイタリアからリー・ハーストの寒いやしきに来たせいか、どうもイギリスの気候がからだにあいませんでした。よく、かぜをひいて、ねつを出すことがありました。

とくに、からだのぐあいが悪かったのは、六才のときでした。一年の間、ベッドにねてばかりの生活です。おさないフローレンスは、ねつにうかされながら、ひとりでいろいろなことを考えました。

(わたしは、このまま死ぬのかしら。死んでしまったら、どこへ行くのでしょう。おとうさまともおかあさまとも、会えなくなってしまうのかしら。)

六才のおさない少女にとって、どんなにつらい体験だったことでしょう。ところがフローレンスは、お

となになってから、このころを思い出して、
《あのときはとてもしあわせだった。》
と書いています。それはきっと、いつもひとりぼっちだったフローレンスにとって、みんなが心配して、おみまいに来てくれることが、うれしかったからでしょう。それでも、さいわいなことに、病気はじょじょに回復して、もとどおりの元気をとりもどしていきました。

フローレンスは、ほかの人とのつきあいがうまくいかない、かわった子どもでした。でも、自分の気持ちをよくわかってくれる人とは、たいへんに、親しくなりました。たとえば、一つ年下のいとこのヒラリーとか、メイおばさんです。

ナイチンゲール家には、たくさんの親類がいました。おかあさんのファニーには、九人のきょうだいがいて、それぞれ、けっこんして子どもが生まれていたので、フローレンスには、三十人近い、いとこがいました。ヒラリーはそのうちのひとりです。

一方、おとうさんのウィリアムには、妹がひとりだけいて、その人がメイおばさんです。フローレンスはとくにこのおばさんがすきで、おばさんのほうも、このふうがわりな少女をかわいがりました。フローレンスが十一才になったとき、メイおばさんに男の赤ちゃんが生まれ、ウィリアム・ショアと名づけられました。フローレンスは、この赤ちゃんのせわにむちゅうになってしまったので、みんなは、フローレンスのことを〝小さなおかあさん〟とよんで、からかったこともありました。

このように、親類が多かったことにくわえて、おかあさんのファニーが、お茶をもてなすことがすきだったので、社交界の有名人が、しばしばナイチンゲール家をおとずれました。それで、やしきの中は、いつもにぎわっていました。そして、しばしば、パーセノープとフローレンスも、いとこたちのところに遊びに行きました。

やさしいフローレンス

フローレンスの病気がよくなった、七才のある日、ナイチンゲール家にひとりのフランス人の女の人がやってきました。クリスティという名の家庭教師です。

この時代には、上流階級の子どもたちは、あまり学校には行きませんでした。学校がなかったわけではありませんが、上流階級の家庭では、子どもたちが社交界に出ても、はずかしくないような、広い教養を身につけるために、家庭教師に来てもらうのが、ならわしだったのです。

「さあ、きょうから、ふたりのむすめをたのみますわ。」

さっそく、その日から、授業が始まります。パーセノープとフローレンスは、フランス語と『聖書』を習うことになりました。

クリスティ先生は、たいへんきびしい先生でした。毎日のように、フランス語の文章を暗記させられます。なまけたりすると、暗いへやにとじこめられたりすることもありました。

おねえさんのパーセノープは、もともと勉強があまりすきなほうではなくて、だんだんさぼってにげだすようになりました。フローレンスのほうは、はじめのうちはたいくつしましたが、いつか、フランス語をおぼえるのが、おもしろくなっていきました。おかげで、八才のときには、フローレンスはフランス語で日記がつけられるまでになりました。

しかし、このクリスティ先生も、やがてけっこんのため、ドイツに去ってしまいました。

(どうして行ってしまうの、クリスティ先生。きびしかったけど、あんなにいい先生だったのに……。)

フローレンスは、急にさびしさにおそわれました。自分でも思いがけなかったことです。そのようすを見て、おとうさんは考えました。

(フローがあれほどの気持ちなら、なんとかしなければいけない。これからは女の子といえども、勉強のひつような時代なのだからな……。)

おとうさんは、なにごとにも進んだ考えをもった人でした。それで、自分でむすめたちに教えることにしました。

「さあ、きょうから、わたしが先生だ。音楽と絵画だけは別だがね。」

課目は、ギリシア語、ラテン語、ドイツ語、フランス語、イタリア語、歴史、政治学、法律学、哲学、それに数学もありました。これは、たいへんな勉強でした。このころ、女の子の教育といえば、手芸や音楽、絵画、それにせいぜいフランス語くらいでじゅうぶんだと考えられていました。それだけに、おとうさんは、ふたりのむすめに大きな期待をかけていました。それに、

（どっちかが男の子だったらなあ。）

という気もちょっぴりしていました。でもおかあさんはこんなことを言います。

「どうして女の子が数学やラテン語の勉強をしなくてはいけないんですか。手芸や絵や音楽だけでたくさんですよ。」

フローレンスは、おとうさんの期待にこたえて、よく勉強しました。でも、パーセノープは、こういう課目がにがてのようです。だんだん、さぼって遊びに行ってしまうようになりました。それで、おとうさんは、フローレンスだけに教えるようになりました。

そうすると、パーセノープは、

「おとうさんは、フローばっかりかわいがる。」

と言ってひがみました。おかあさんのほうは、勉強はにがてでも、手芸や絵のじょうずなパーセノープをますますかわいがりました。


むすめの教育ばかりではありません。進んだ考えをもっていたおとうさんは、この地方の農民のくらしが、楽になるようにしようと、つとめていました。夏のやしきがあった、リー・ハーストの近くには、たくさんのお金をきふして、学校をたてました。このあたりで、おとうさんの土地をかりて、たがやしている小作人たちは、みんなまずしいくらしをしていて、子どもたちを学校に行かせることができません。そこで無料で勉強ができる学校をつくったのです。

おかあさんも、上流階級のお客をもてなすあいまには、地主の夫人として、村のまずしい人たちに、食物や着るものをおくったり、病人をみまったりしました。そんなときには、よくパーセノープやフローレンスをつれていきました。

「わたしたちは、なに不自由なく生活しています。そんなわたしたちは、まずしい人を助けなければなりません。それが神さまからさずかった、たいせつなつとめなんです。」

おかあさんは、ふたりのむすめに教えました。そんなとき、フローレンスは、まずしい人や病気の人に、心から同情をおぼえました。そして、ときには、

おかあさんのかわりに、病人をみまったり、おくり物をとどけるようになりました。こうして、フローレンスは、だんだん村の人たちと親しくなっていきました。

「地主さんのところの、かわいいおじょうさんは、まだかな。」

「もうそろそろでしょう。あのおじょうさんがお見えになるのが、楽しみですよ。」

おさないころ、あんなに人みしりをして、知らない人と会うのをいやがっていたフローレンスが、たったひとりで、村の人をおとずれるのです。考えてみると、ふしぎなことです。

(だって、村の気のどくな人たちは、あたしが行くと、あんなによろこんでくれる。おうちにいらっしゃるりっぱなかたがたと、かた苦しいごあいさつをするより、ずっと楽しいんですもの……。)

今では、フローレンスは、ひまを見つけては、毎日のように、村に出かけるようになりました。やしきでの生活は、おとうさんとの勉強の時間をのぞいては、なんだか、ますますつまらなく思えてきます。そんなフローレンスを、おかあさんは心配そうにながめていました。

(たしかに、気のどくな人たちのおせわをするのが、自分たちのつとめだとは言ったわ。でも、あんなにむちゅうになって、家の中のことやお客さまとのおつきあいがおろそかになってはこまるわ。)

神さまの声を聞く

フローレンスが十五才になったときです。おとうさんが、国会議員の選挙に立候補することになりました。

「フロー。わたしはね、これまでの古くさい政治のやり方をかえていきたいんだよ。」

おとうさんは、新しい政治を目ざして、はりきっていました。おかあさんも、この立候補には、さんせいでした。

(夫が国会議員になれば、有名になるわ。お客さまもふえるし。)

しかし、そのけっかは、さんざんでした。このころのイギリスでは、投票するけんりをもっているのは男性だけで、それも一部のお金持ちにかぎられていました。しかも、お金をはらって投票をたのむのが、ふつうでした。そこへ、そういうしきたりをやめようと立候補したのですから、勝てるはずはありません。もちろん、けっかは落選です。

（ああ、なんてことだ。これが政治というやつなのか。もう、選挙はこりごりだ。二度と立候補はするまい。これからは、しずかに本を読んでくらそう。）

おとうさんは、すっかり失望しました。そして、新しく生活を始めようと、手はじめにエンブリーにあるやしきをかいぞうすることになりました。

「どうでしょうか。新しいおやしきができるまで、外国旅行をしてみては。」

ある日、おかあさんが、こんなていあんをしました。おかあさんは、むすめたちをパーティやぶとう会につれていって、社交界の花形にするいい機会だと、考えていました。

（だって、夫はもう、議員になるのをあきらめたみたいだし、有名になってもらえるとしたら、むすめたちですもの……。）

もともと、旅行の大すきなおとうさんに、異議のあるわけはありません。

「それはいい考えだ。むすめたちの教育のしあげにも、いい機会だし。」

家族そろって、これから二年間、旅行できるとは、なんとすばらしいことでしょう。おとうさんは、旅行用の馬車を、自分で設計して、つくらせました。それは、大きな、すばらしい馬車でした。馬車の中には、七、八人が、ゆったりすわることができます。それだけではなく、馬車の中で料理をしたり、本を読んだり、夜はゆっくりねむれるように、なっています。さらに屋根の上には、けしきを楽しむためのとくべつ席まで、できていました。こんな馬車ですから、ふつうの馬車のような四頭立てではむりで、六頭のうまが引っぱることになっています。

こうして、ヨーロッパ旅行の出発をまじかにひかえ、家族みんなが期待にむねをときめかしていたある日、フローレンスに大きなできごとが、おとずれました。それは、十七才のたんじょう日を目前にした、一八三七年の二月のことでした。フローレンスは、とつぜん、神の声を聞いたのです。フローレンスは、その日の日記に、こう書いています。

《神は、わたしにつかえなさい、とおっしゃった。》

その声は、どこか高いところから、はっきりと聞こえてくるようでした。でもほんとうに神がフローレンスに話しかけたのでしょうか。それとも、フローレンスがふだんから、神によろこばれるような生き方をしたいと、ねがっていたために、神の声が聞こえてきたような気がしたのでしょうか。それはわかりません。でもフローレンスは、この声によって勇気づけられました。

（神さまは、やはりわたしのことを、ちゃんと見守っていてくださる。そして、わたしがなにかたいせつな仕事をするよう、期待しておられる。）

そのたいせつな仕事とは、いったいなにか。フローレンスには、まだわかりません。

（でも、もしかしたら、今度の旅行でわかるかもしれない。そのときには、また神さまの声が教えてくださるわ。）

フローレンスは、そう思うと、大きくなって、はじめての外国旅行に、ますますむねを高鳴らせるのでした。

いよいよ出発の時がきました。一八三七年の九月、一行は、馬車でサザンプトンの港まで行って船に乗りました。両親、パーセノープ、フローレンス、小間使い、うば、下男の合わせて七人です。そして、その日のうちに、フランスのルアーブルに着き、よく朝、南イタリアに向かいました。

シスモンディに会う

その日は、すばらしい天気でした。パーセノープとフローレンスは、さっそく、屋根の上のとくべつ席にすわって、すずしい風にかみをなびかせながら、次次と、あらわれては消えていく美しいけしきを、あきることなく、ながめています。こうしていると、つい先ほどまで、あんなにフローレンスの頭をなやませていた、

（わたしは、どんな仕事をして神さまにおつかえしたらいいのだろう。）

という問いが、しだいに、遠のいていくようでした。心の中は、だんだんと、美しいけしきやたて物、そして、なにか新しいことへの期待で、いっぱいになっていきます。

馬車は、町から村へと、気持ちよく走りつづけました。走りつかれたうまは、もうなんどか、元気のいいうまととりかえられています。

一家は、シャルトル、ナルボンヌと、気の向いた町に、少しずつたちよりながら、十二月に、南フランスのニースに着きました。ニースは、両親が、二十年前に、新婚旅行でたちよったところでした。ごうかなホテルに、落ちつくか落ちつかないかのうちに、二十年前の友だちがたずねてきました。こうして、一家はあたたかくむかえられ、毎日のようにぶとう会やパーティに招待されました。

とくに、ふたりのわかくて美しい姉妹は、すぐひょうばんになりました。フローレンスもパーセノープも、まったく知らない人たちの集まるぶとう会ははじめてだったので、なれないうちは少しあがりぎみでした。でも、次次とおどりのあいてを申しこんでくる、わかい紳士たちとおどっているうちに、ふたりは、しだいに熱中し始めました。

そんな毎日がつづき、とうとうニースとわかれなければならなくなった日、フローレンスは、悲しくてないてしまいました。旅行中、ずっとつけていた日記には、こう書いています。

《旅をしていて、いちばんつらいのは、やっと親しくなったばかりの人たちと、わかれなければいけなくて、しかも、一生もう会えないとわかっているときだ。》

でも、この悲しみは、イタリアの大きな都会、ジェノアについたときには、もう消えていました。

ジェノアは、アラビアン・ナイトに出てくる町のようだ。

フローレンスは、ヒラリーへの手紙に、書いています。

ジェノアでも、一家は大かんげいをうけました。いたるところで、ふたりは、ぶとう会の花形でした。フローレンスのうばいあいで、けんかになったこともありました。フローレンスはこんなふうにもてはやされるのは、はじめての体験だったので、はじめはとまどいながらも、だんだんと、はなやかな社交界のみりょくにとりつかれていきました。

ジェノアの次に着いたのは、フローレンスでした。

自分の生まれたこの町で、フローレンスは、オペラにむちゅうになりました。ここは、音楽のさかんな町で、世界一流の歌手が集まっています。フローレンスは、オペラをただ見ているだけではものたりなくなって、とうとう先生について、歌の練習を始めました。

もっとも、フローレンスがこの町でむちゅうになったのは、音楽だけではありませんでした。もう一つ、大きなできごとがフローレンスを待っていたのです。それは、イタリア独立運動の指導者である、シスモンディに出会ったことでした。このころのイタリアでは、その大部分が、オーストリアによって支配されていました。その支配からぬけでるために、たくさんの人たちが、たたかっていたのです。シスモンディは、スイス人の歴史家でしたが、わかい人たちのしんらいを集めていました。フローレンスのおかあさんは、シスモンディのおくさんと、おさななじみでした。ふたりの引き合わせで、ナイチンゲール家と、シスモンディ家とは、すぐに親しくなりました。

シスモンディは、もう六十才をこしていましたが、子どもみたいに背がひくくて顔のとてもみにくい人でした。そのため、シスモンディ夫人は、けっこんしようか、どうしようかと、まよったといいます。でも、とても、やさしくて、心の広い人でした。フローレンスは、シスモンディを一目見ただけですきになってしまいました。シスモンディのほうも、フローレンスのことが気にいって、よく、ふたりで遠くまで散歩に出かけていました。フローレンスとかたをならべて歩きながら、シスモンディは、イタリアの歴史や、また、なぜかれらがイタリアの独立のためにたたかわなければならないのかを、ねつをこめて語ってくれました。

（なんとすばらしい生き方なんでしょう。りっぱな目的をもって、力いっぱい生きているなんて。）

フローレンスは、どんなまちがったことをも見すごすことのできない、シスモンディの気高い心に感動して、いつまでも話に聞きいったのでした。

四月にはいると、一家は、アルプス山脈をこえて、スイスのジュネーブに向かいました。ここで、もう一度、シスモンディに会うことになっていました。

ジュネーブには、イタリアの自由と独立のためにたたかって、国を追われた人たちが、集まってきていました。みんな、財産をすててきたので、びんぼうをしていましたが、イタリアの将来について、しんけんに考えている人たちでした。

あるばん、再会したシスモンディの家で、集まりがあったときのことです。オーストリアの新しい皇帝フェルナンド一世が、イタリア独立運動にさんかして罪にとわれた人たちを、ろう屋から出す、という知らせがつたわりました。ある人は、感激のあまりなきだし、またある人は、よろこびのあまり、わらいだしてしまいました。独立運動の根強い力に、オーストリアもとうとう、ねをあげたのか、と、みんなは思いました。

ところがそのあくる日、新しい知らせがきました。ろう屋から出すには条件があって、その条件というのは、もう二度とオーストリア政府にはんこうしないという、やくそくなのです。こんな条件をのんでしまっては、今までのたたかいの意味はなくなってしまいます。

「こんな条件は、ぜったい受け入れることはできない！」

「そうだ！諸君、こんなことでくじけずにたたかいをつづけるんだ！」

フローレンスは、この光景を目の前にして、心の中があつくなるのを感じました。それは、以前、シスモンディに話を聞いたときからいだいていた思いです。

（ここには、わたしが長い間、ゆめみていた生活がある。高い理想をもって、たがいにしんらいしあった人たちがいる！）

フローレンスは、イタリアに自由をもたらすためにたたかっている人たちを、心からそんけいしました。

（では、わたしの進む道は？神さまは、まだおっしゃってはくださらない。でも、こんなりっぱな人たちを知ったんですもの。もう、ぶとう会にむちゅうになってはいられないわ。）

フローレンスは、かたく心に言い聞かせるのでした。

おとうさんは、この人たちとのつきあいがたいへん気にいっていました。だから、できることなら、いつまでも、ここにとどまっていたい、と思っていました。
ところがやっかいな事件がもちあがったのです。

ヨーロッパの社交界

後にフランスの皇帝となった、ルイ・ナポレオンという人がいます。当時、かれはフランス政府から追われ、ヨーロッパかく地をにげ回っていました。ちょうどこのとき、きとくの母をみまいに、かれはジュネーブにやってきていました。これを知ったフランス政府は、スイス政府に、ルイ・ナポレオンを引きわたすように、要求してきました。スイス政府はことわりました。

「フランス政府のつごうで、かってなことを言われても、こまる。」

しかしフランス政府は、強引でした。

「わたさなければ、力づくでもつれもどす。」

そして、フランス軍はジュネーブに向けて進撃を開始しました。

さあ、たいへんです。あんなに平和だったジュネーブの町も、戦争のきけんにさらされています。町の人たちは、フランス軍の進撃を食いとめるために、男も女も総出で、道路に、石や土のはいったふくろをつみあげ、バリケードをきずき始めました。

ナイチンゲール一家も、思いがけないできごとにおどろきました。

(あと、二日か三日もすれば、この町も戦場だ。妻や子どもたちに万が一のことがあったら!)

おとうさんは、決心しました。

「いいかい。あす、この町をたとう。わたしはうまをつごうしてくるから、すぐ荷物のしたくをしなさい。わたしがもどるまで、外へ出てはいけないよ。」

道路が通行禁止にならないうちに、この町を出なければなりません。あわただしい出発でした。シスモンディも見送りに来てくれました。

「さようなら、ウィリアム、ファニー、フローレンス……。」

シスモンディのわかれのことばは、なみだで終わりまでつづきません。この旅行に出て、何度めの悲しいわかれでしょうか。

数日後、イギリスがとめにはってどうにか戦争はまぬがれました。しかしこのジュネーブでの体験は、フローレンスに深いいんしょうをのこしました。

（ヨーロッパでは、今たいへんなことがおきている。だけど、もしイギリスにいたら、わたしたちはどうだろう。海にへだてられ安全なものだから、なにも知らないし、なにも知ろうとしないんだわ。）

フローレンスはそう思いました。

ジュネーブをたってパリに落ちついてから、フローレンスはいとこのヒラリーにあてて、次のように書いています。

イギリスでは、世の中の変化や革命は、遠くの方で聞こえているあらしのようなものでしょうね。

パリに着いた一家は、中心街のバンドーム広場に面した、ごうかなアパートをかりました。この町に四か月、たいざいする予定なのです。

おかあさんのファニーには、一つのもくろみがありました。それは、メアリー・クラークという名高い婦人と知りあいになることでした。この人は、イギリス生まれでしたが、長い間パリに住んでいました。もうすぐ四十才で、お金持ちでも、とくべつ美人でもないのですが、だれからもすかれていました。クラークの客間には、大臣、貴族、学者、作家などが、しょっちゅうおとずれてきます。いわば、パリの社交界の中心でした。

しかし、クラークは、わかい女性が大きらいということでした。

「どうして、あの人たちは頭を使わないのかしらね。ちっともおもしろい話ができないんですもの。わたしの客間には、女性はまっぴらですわ。」

友だちには、よくそう言っていました。でも、そのかわり、クラークは子どもは大すきでした。子どものためのパーティもよく開いていました。

パリにたいざいしているある日、フローレンスとパーセノープは、クラークのパーティにまねかれました。じつはこの日は、子どものためのパーティだったのです。そうとは知らないふたりは、めんくらってしまいました。げんかんに着いても、だれも取り次いでくれる人はいません。にぎやかな声がするので二階に上がっていくと、客間では、おおぜいの子どもたちが、歌ったり、おどったりしています。みんな歌やおどりにむちゅうで、ふり向いてさえくれません。ふと、となりの応接間をのぞいてみると、ふたりのりっぱな身なりをした紳士が、なんと、だんろの上で料理をしています。紳士たちは、ふたりを見て、にっこりわらいました。

「びっくりしたでしょう。今さら子どものパーティに招待されるなんてね。クラークさんも人が悪いや。」

するともうひとりの紳士が言いました。

「でも、気にしないで、どんどんなかまにはいって、すきなようにやりなさい。そのほうが、クラークさんもよろこぶから。」

子どもたちのまん中に、おどりながら、歌ったり、手をたたいたりしている女の人がいます。背は、子どもくらいしかありません。

「ほら、あの人がクラークさんよ。」

「そうね、きっとそうだわ。」

そのとき、おどりが終わり、子どもたちは輪をつくって目かくしおにを始めました。フローレンスは、いっしゅん、どうしようかとまよいましたが、両手でスカートをつまみあげて、子どもたちの輪の中にはいっていきました。子どもたちは、大よろこびでむかえてくれました。クラークおばさんは、そんなフローレンスを見ると、にっこりわらって、大きくうなずきました。なんとか、合格できたようです。

二、三日して、クラークおばさんは、ほんとうに親しい人たちだけの集まりに、一家を招待しました。そして、ナイチンゲール家の人たちみんなを気にいってくれました。なかでもお気にいりは、フローレンスでした。

クラークおばさんは音楽会、オペラ、しばい、画廊、ぶとう会といったぐあいに、あらゆるところへ、ふたりの姉妹をつれていってくれました。そのうえ、ふたりをいろんな人たちにしょうかいしてくれました。後に首相になったギゾー、有名な作家のシャトーブリアン、それにいつかのふたりの紳士、ひとりは、歴史学者のクロード・フォリエ、もうひとりは、東洋学者のジュリアン・モールなどでした。おかあさんは、クラークおばさんのおかげで、有名な人たちと知りあいになれて満足でした。

しかしフローレンスは、そんなことよりもクラークのように、自分のしたいことを、自由にできる女性を知って、よかったと思いました。中でも、クラークおばさんとクロード・フォリエの友情には、深い感動をおぼえました。

（男と女でも、自由に、言いたいことを言いあい、友だちでいられる。それは、なんてすばらしいことでしょう。これが、もしイギリスだったら、けっこんをしていないのに毎日会う、というだけでも、おかしく思われる……。）

フローレンスは、男と女が、対等に友だちでいられるということを、クラークの行動を通じて学んだのでした。

ところで、旅行に出発したときは十七才だったフローレンスも、もうやがて十九才になろうとしていました。エンブリーのやしきも、そろそろできあがっているころです。ナイチンゲール一家は、故国イギリスに帰ることになりました。

でも、フローレンスには、旅行中ずっと気になっていることがありました。それは、神さまの声を聞いてから、一年半もたつのに、まだなにも神さまが、おっしゃってくださらないことでした。

（神さま、どうしてわたしをみちびいてくださらないのですか。わたしはずっとお待ちしているのに……。）

フローレンスは、とうとう、神の声を聞くことなく、旅行を終えることになりました。

（わたしは、オペラやぶとう会の楽しさにむちゅうになったり、男の人にちやほやされて、いい気になっていた。この旅行の間、神さまの声に期待はしても、どうやって神さまにおつかえするか、深く考えなかったのだわ。いや、ほかのことがあまり楽しくて、ついわすれてしまっていたわ……。）

パリをたつ前に、フローレンスは、次のような決心を、日記に書きつけました。

《まず、第一に、社交界の花形でいたいという、ゆうわくに、うちかたなければいけない……。》

ふるさとに帰って

フローレンスの一家が、一年半ぶりにイギリスに帰ってきたのは、一八三九年の四月でした。エンブリーのやしきは、まだできあがっていなかったので、一家は、しばらくロンドンにたいざいすることになりました。

帰国の知らせを聞いた親類の人たちが、次次とたずねてきました。おばさんたちは言います。

「まあ、ふたりとも、すっかりきれいになって。どこの社交界に出してもはずかしくないわ。」

「ねえ、旅行は楽しかった？ くわしく話して聞かせて。」

同じ年ごろのいとこたちは、なにからなにまですっかり話さないと、ゆるしてくれません。オペラやコンサートの話には、みんな目をかがやかせています。ちょっと、歌ってほしい、という注文が出ました。フローレンスが少し、はにかみながら歌うと、みんな、美しい声に感心してくれました。

ぶとう会で、たくさんの男性が、次から次へとパートナーを申しでた話を聞いて、みんなちょっとうらやましそうです。パーセノープが、フローレンスの取り合いで、男の人たちがけんかを始めた話をすると、みんなはらをかかえてわらいました。

クラークおばさんの話になると、いとこのヒラリーは、

「会ってみたいけど、なんだかこわい人みたい。」

と言いました。後にヒラリーとクラークおばさんは、なかよくなって、フローレンスの仕事をおうえんするために、さかんに手紙のやりとりをすることになります。

また、フローレンスは、シスモンディのことと、イタリアの独立運動の話をねつっぽく語り、イギリス人も、社会の動きについて、もっとよく考えてみるべきだと強調しました。みんなわけがわからなくて、ポカンとして聞いています。でも、ジュネーブから、あわててにげだした話には、みんな身を乗りだし、ハラハラしながら聞いていました。

そんなわけで、フローレンスは、つきまとってはなれない、いとこたちに、くり返しくり返し、旅行の話をしてあげなくてはなりませんでした。でも、フローレンスも、みんながよろこんで聞いてくれるのは、うれしかったし、ちょっぴりとくいでもありました。ただ、ひとりになって、これから、なにをしたらいいのか、ゆっくり考える時間がないのがざんねんでした。

フローレンスが、ちょうど十九才になったとき、後に女王となる、ビクトリア王女の二十才のたんじょ

う日をいわう大ぶとう会が開かれました。ナイチンゲール家にも招待状がきました。フローレンスは、ぶとう会に、パリで買った最新流行の、まっ白なドレスを着ていくことにしました。

「このドレス、わたしににあうかしら。」

フローレンスは、ちょっぴり不安そうに、ねえさんに聞きます。

「とても、よくにあうわ。あなたが思っている以上よ。だからもっと自信をもちなさい。」

と、パーセノープが答えます。

宮殿に着くと、もうぶとう会は、始まっていました。ヨーロッパから帰ったばかりのふたりは、すぐにみんなの注目を集めました。

「やっぱり、ヨーロッパ帰りはちがうわね。うちのむすめも、ヨーロッパにつれていってやろうかしら。」

「おねえさんは、おとなしくて、ひかえめね。」

「いもうとさんのほうが、もっといいわ。きっと、社交界の花形になるでしょう。」

次から次へと、さそわれるままに、おどっている、フローレンスの耳にも、こんなささやき声がはいってきます。フローレンスは、これでいいのだろうか、と思いながらも、だんだんと、おどりに熱中していきました。

こうして、フローレンスは、夏の間じゅう、ぶとう会やパーティに明けくれる毎日をすごしました。パリをたつとき心に決めたことは、いつのまにやら、心のかたすみにおきわすれられてしまいました。

じっさい、どこへ行っても、人気者になってしまうフローレンスのことですから、ゆうわくに負けないようにするのもたいへんなことでした。

ところで、フローレンスのいとこに、ヘンリー・ニコルソンという青年がいました。この青年がこのころ、フローレンスに恋をするようになっていました。といっても、フローレンスのほうは、ヘンリーをとりたててすきなわけではなくて、むしろヘンリーの姉のマリアンヌにあこがれていました。それでも、フローレンスは、夏の間エンブリー・パークにたいざいしたこのヘンリーと、数学の勉強をいっしょにやりました。ヘンリーはますます、フローレンスにむちゅうになってしまいました。なのにフローレンスのほうは、ヘンリーよりも数学にむちゅうです。

あくる年の一月、両親は、新しいやしきができたおいわいに、おおぜいの人をまねきました。そのパーティでも、フローレンスはみんなをひきつけ、ひょうばんになりました。おかあさんは、それを見ていて、たいそう満足しました。

「ふたりをヨーロッパにつれていって、ほんとによかったと思いますわ。これでもう、どこへ出してもはずかしくありませんわね。フローはきっと将来、社交界でせいこうしてくれることでしょう。あとは、だれかいいけっこんのあいてを見つけてくれるのをねがうばかりですわ。」

おとうさんは、それを、だまって聞いていました。しばらくは、フローレンスも、

（みんながわたしをすいてくれる、ほめてくれる、なんてすばらしいことだろう。）

と思いました。でもそんな気持ちも長くはつづきませんでした。楽しかった、パリのクラークのパーティにくらべると、こちらはなにかものたりないのです。集まる人たちのしゃべることといえば、だれかのうわさ話ばかり。芸術のことも、政治のことも、まったく話題にのぼりません。

フローレンスは、だんだん、たいくつしてきました。そんなある日、いつのまにか、わすれさっていた不安が、頭をもちあげてきました。

（こんな毎日を送っていて、いいのかしら。いつかの、神さまの声は、まだわたしにはとどかない。それは、こんなふうに、意味もなく毎日をすごしているからにちがいないわ……。）

フローレンスは、さまざまに思いなやみました。

（なにかもう少し、やりがいのあることはないのかしら。）

そう思ったときにひらめいたのが、数学です。おとうさんに教わって以来、すきになって、自分ひとりで、またこの前の夏にはいとこのヘンリーと勉強してきました。フローレンスには、数学が学問の中で、いちばんおもしろいように思えました。さいしょはむずかしそうにみえる問題でも、はじめからじゅんを追ってよく考えると、かならず正しい答えが出てきます。とにかく、数学をやっていると、気がまぎれるのです。

フローレンスのこんな気持ちをわかってくれるの

は、メイおばさんだけでした。

「ねえ、ファニー、このごろフローレンス、少し元気がないと思わない。」

「そうかしら、少しつかれが出たのかもしれないわね。」

「なんだか、たいくつしているみたいよ。本人が言っているんだけど、数学の勉強をさせてみてはどうかしら。」

「数学ですって！」

「ええ、ああいうせいかくのむすめは、なにか熱中できるものがないと、だめなのよ。」

「数学なんて、女の子がやるものではありませんよ。女の子にはあみ物とか、ししゅうとか、家の中でやらせなきゃいけない仕事がたくさんあるわ。」

「数学の先生につけて、しっかり勉強させてやれば、かえって家の中の仕事にも身がはいると思うけどね。でもまあいいわ、あんまりけつろんは急がないことにしましょう。」

そのうち、メイおばさんが、いいことを考えつきました。それは、数学者のスミス先生のおくさんが病気なので、一か月の間、フローレンスがスミス家の子どもたちのせわをする、そのかわり、スミス先生に週二回、数学を教えてもらうという考えです。もう、おかあさんも、だめとは言えません。

こうして数学の勉強をすることができるようになりました。それでも、フローレンスの気分は、すっきりしません。勉強は進みましたが、毎日の生活はつまらないことばかりに思えるのです。

（毎日、お客さまのあいてをしたり、どんな家具がいい、カーテンの色はなにがいい、といったおかあさんのそうだんあいてばかり。そんなことに、いったいどんな意味があるの……。）

それよりも、もっといやなことは、けいべつしながらも、パーティともなれば、みんなに注目されたい、というゆうわくに、つい負けてしまうことです。そんな自分が、とてもみじめでした。

看護婦になりたい

そんなゆううつな日日が、つづきました。おまけに、ヘンリー・ニコルソンが、とうとうけっこんしてほしいと、正式に申しこんできました。フローレンスは、ことわるのにやっとでした。このことで、大すきなマリアンヌとも、なかたがいをしてしまいました。

一方、社交界では、おかあさんが期待していたとおり、ひょうばんは日ごと高まってきました。そんな席で、いろいろな人たちと会話をかわしている間は、いいのですが、ひとりきりになると、また苦しさがおそってきます。しだいに、フローレンスは、社交界の席でも、ぼんやり考えこむことが多くなりました。いつのまにか、旅行中のできごとを思い出していたりして、あいての人の話を聞いていないこともありました。

このころ、フローレンスは、ハンナ・ニコルソンおばさんと、親しくなりました。この人は、メイおばさんほど教養はありませんが、信仰心のあつい人でした。フローレンスがひとりなやんでいて、病気に近いことを見ぬいて、すすんでフローレンスの力になろうとしました。ハンナおばさんはフローレンスがなにをしたらいいか、それは教えてくれませんでした。しかし、ハンナおばさんと話していると、いつのまにか落ちついてきて、自分はだめな人間だ、というみじめな気持ちは、うすらいでいきます。

気分のよくなった日などには、リー・ハーストのやしきの近くの村を、おとずれることもありました。そして、村では、まずしい人や、病気の人が少しずつふえているのに気がつきました。酒を飲んでよっぱらっている人が多いのも、目につきます。そのかたわらでは、子どもがおなかをすかせています。

フローレンスは、できるかぎりの食物や、着るもの、病人には薬をとどけて歩きました。でも、しだいに自分がここでこうしているだけではどうしようもないことに、気づきました。まずしさや、病気で苦しんでいるのは、この村の人だけではありません。イギリス一の大都会ロンドンでも、うえて、やせ細った失業者たちが、町にあふれています。

(病気の人に、ただそばについていて、あたたかいことばをかけるだけでいいのかしら。それに病院では、もっと重い病気の人がうめいているということだわ。)

しだいにフローレンスは、苦しんでいるたくさんの人たちをすくうため、自分もなにかしたい、と考えるようになりました。

（そのためには、病院やいろいろな施設に自分で行ってみて、苦しんでいる人たちをすくうための、看護の勉強をしなくては！）

いつか、フローレンスは、こう考えるようになっていました。

フローレンスが二十四才のとき、アメリカ人の医者で、慈善家として有名なハウ博士夫妻が、エンブリーをおとずれました。ある日フローレンスは、ハウ博士をそっとよびとめて、こうたずねました。

「先生、わたしは、看護の勉強をして、一生この仕事をしたいと思うのですが、それはとんでもないことでしょうか。」

ハウ博士は、フローレンスの顔をじっと見つめました。思いつめた顔が、向こうからも、じっと見つめていました。

「そうですか。あなたは、そんなのぞみをもっておられたのですか。あなたが、なにか考えこんでいるようなので、気にかかってはいたのですが。いや、わたしはとんでもないこととは思いませんよ。少しびっくりはしましたけどね。看護の仕事をやりたいというのは、すばらしいことだと思います。病院は、きたなくてひどいところですし、看護は苦労の多い、たいへんな仕事です。でも世の中には、病気で苦しんでいる人は、たくさんいます。じゅうぶんな看護が受けられないために死んでいく人もいます。だから、だれかがやらなくてはいけないのです。」

「でも、父や母がみとめてくれるでしょうか。」

「そうですね。あなたのように、めぐまれた家庭に育ったおじょうさんが、看護婦になることは、今までになかったことです。家族のかたは反対なさるかもしれませんね。でも、あなたの決心さえしっかりしていれば、きっといつかは、みとめてもらえるでしょう。」

ハウ博士のことばは、フローレンスを大きく力づけてくれました。しかし、どうやって話をきりだしたらいいのでしょうか。フローレンスは、家族に反対されるのがこわくて、看護の勉強をしに行きたいと、なかなか言いだすことができません。

しかし、次の年、二十五才のたんじょう日をむかえたフローレンスは、とうとう両親に自分の計画をうちあける決心をしました。

「おとうさま、おかあさま、おねがいがあります。看護の勉強をしたいので、わたしをソールズベリの病院に行かせてください。」

家族はみんな、びっくりして、しばらくは口もきけないほどでした。やがて、おかあさんが、口を開きました。

「病院に行って看護婦になりたいですって。なんておそろしいことを。よい家庭のむすめは、あんなひどいところを見てはいけません。きっとひどいめにあいます。」

ねえさんのパーセノープもつづけて言います。

「わたしたちが、こんなにフローのことを心配しているのに、フローは、わたしたちよりも、きたならしい病人のほうがすきなのね。妹が看護婦なんかになったら、わたしまでみんなにわらわれるわ。」

おとうさんはこう言います。

「いや、フロー。わたしもさんせいしかねるね。病院はフローが考えているような、すてきな場所ではないんだよ。そこいらじゅうがよごれていて、いやなにおいがする。それにいつ病気がうつるかもしれない。フローがなにか仕事をしたいのなら、もう少しべつのことを考えたらどうだろうね。」

フローレンスは、小さいときからなかよしだった、おとうさんまでが反対したので、がっかりしてしまって、もうなにも言う気にはなれませんでした。

みなさんは、こんなにしっかりした考えをもったフローレンスが、二十五才にもなって、両親の反対にあったからといって、おとなしくしたがうなんて、おかしいと思うでしょうね。フローレンスが今の日本に生きていたら、もしかすると、両親とけんかをして、家をとびだしてしまうかもしれません。そして、仕事を見つけてなんとかひとりで生きていくこともできるでしょう。それに今の日本なら、看護婦は女性の仕事としてりっぱにみとめられているので、家族がそんなに反対することもないでしょう。

でも、今から百三十年もむかしのことです。日本では、江戸時代の終わりころで、まださむらいが刀をこしにさして歩いていました。このころのイギリスには、めぐまれた家庭に育ったわかい女性が、つくことのできる職業などありませんでした。ですから、フローレンスが家をとびだしたとしても、お金をかせぐあてがないので、すぐにくらしにこまってしまいます。

このころのイギリスでは、上流階級のわかい女性たちは、社交界の人気者になって、だれかすてきな男性を見つけて、けっこんすることをゆめみていました。それだったら、親か夫に食べさせてもらえばいいわけですから、自分でお金をかせぐひつようはありません。そのかわり、親や夫や子どもたちのせわをするだけで、一生を終わってしまうことになります。

そんな生き方には満足できないと思う女性もいましたが、なにをしたらいいかわかりませんでした。今のように、女性も男性のように、いろいろな仕事についてはたらくことができるようになったのは、もとはといえば、フローレンスのおかげかもしれません。あとでくわしくお話しますが、これから九年あと、三十四才のときフローレンスは、看護婦として戦場に行きます。そこできずついたり、病気になったりしたたくさんの兵士たちの命をすくい、女性も男性に負けずに、りっぱな仕事ができるということを、世界じゅうにしめしました。そのおかげで、それまでは両親の言いつけをよく守り、家の中でおとなしくしていた、わかい女性たちも、たいへんに勇気づけられました。また、考え深い男性は、これからは女性の力をかりなくてはいけないと思うようになりました。

そういうわけで、フローレンスよりもあとに生まれたわかい女性は、家族から独立して、自分のすきなように生きることも、できるようになりました。でも、フローレンス自身は、そうはいかなかったのです。

それにしても、フローレンスは、看護婦になることを家族に反対されただけで、がっかりしてしまうなんて、すこしあきらめがよすぎたのではないでしょうか。家をとび出さなくても、どうしても看護の勉強をしたいともう少し強く言いはったら、家族もしぶしぶみとめてくれたかもしれません。でも、フローレンスはそうはしませんでした。自分が看護の勉強をすることを、愛する人人に、よろこんでみとめてほしかったのです。そこが、フローレンスの、家族思いの、いいところかもしれません。でも、そのために、フローレンスは、それから何年もの間、ねがいがかなわなくて、苦しむことになります。

カイザーウェルトへの道

フローレンスが二十六才になったときのことです。リー・ハーストをおとずれたあるお客さんの口から、フローレンスはすばらしい話を聞きました。それは、ドイツにあるカイザーウェルト学園のことです。カイザーウェルト学園は、フリードナー牧師とその妻によって、一八三三年に設立された、まずしい人や病気の人のための施設ですが、ここでは看護婦になるためのくんれんも行われていました。

その話を聞いてからというもの、フローレンスの頭の中には、カイザーウェルトのことでいっぱいです。数日後、フローレンスは、日記に次のように書きつけています。

《あそこにわたしの家があります。あそこで、わたしの兄弟姉妹がいっしょうけんめいはたらいています。わたしの心は、あそこにとんでいってしまいました。いつの日か、わたしもきっと、あそこへ行くことができるでしょう。》

とはいっても、両親が、カイザーウェルトへ行くことを、すぐゆるしてくれるはずはありません。そこで、フローレンスは考えました。

（いつかくるそのときのために、勉強をしておこう。今からできることも、あるにちがいない。）

フローレンスは、まず、かく国の病院や孤児院に手紙を出して、報告書を送ってくれるようにたのみました。それをもとに、ひとりで勉強しようというのです。

でも、そんなことがおかあさんやおねえさんに知れたらまた大さわぎになります。それでフローレンスは、夜明け前に起きて、寒さにふるえながら、ろうそくの光で報告書を読みました。でも、熱中してくると寒さも、ろうそくの暗さも、いつのまにかわすれています。

朝食の時間がくると、フローレンスは、なにごともなかったように家族といっしょの生活を始めます。おかあさんやおねえさんと楽しそうに話したり、お客のあいてをしたり、パーティによばれれば、ダンスもしました。なにも知らない家族は、フローレンスが、このごろはすっかりおとなしくなって、看護婦になりたいなどと、ばかなことを言わなくなったと思って安心していました。

でも、こんなむりが長くつづくはずはありません。フローレンスはとうとう、からだのぐあいを悪くしてしまいました。そこで両親は、フローレンスがしばらく休養をとるために外国旅行に出してやろうと考えました。ちょうど、ナイチンゲール家と親しいブレースブリッジ夫妻がローマに行くことになっていたので、フローレンスもいっしょにつれていってもらうことになりました。

こうして二十七才の秋、フローレンスは十年ぶりに外国旅行をすることになりました。両親やあねとはなれて外国で生活するのは、生まれてはじめてのことです。

ローマでは、いつもフローレンスのやることに反対ばかりしている母やあねからはなれて、フローレンスはのびのびすることができました。毎日のように、美術館やむかしのたて物を見て歩きました。

ある日、ブレースブリッジ夫人と、コロシアムという有名な古代の競技場を見物に行ったとき、シドニー・ハーバート夫妻と出会いました。ハーバートは、もとの軍務大臣で、慈善事業や病院のことにも興味をもっていたのでフローレンスのほんとうにいい話あいてになってくれました。そして、ロンドンにもどったら、病院をよくしようとして努力している人たちにしょうかいすることをやくそくしてくれました。フローレンスは、ハーバート夫妻とは、はじめて会ったばかりなのに、この人たちはきっと将来自分にとってなくてはならないたいせつな人になるだろうと思いました。そして、どうやらハーバート夫妻のほうでも、いつかフローレンスの力をかりるときがくるだろうと思ったようです。

この旅行では、もう一つ、フローレンスにとってわすれられない思い出がありました。それは、トリニタ・ド・モンティというカトリックの修道院をたずねたことです。ここには、あまさんたちのけいえいしている孤児院がありました。あまさんたちはけっこんもしないで、お金も名誉ももとめることなく、両親のいないかわいそうな子どもたちを守ろうとしていました。フローレンスは、そのすがたに深く心をうたれたのです。

（なんという気高い人たちだろう。わたしもあの人たちのように不幸な人人のためにはたらけたらどんなにいいだろう。）

半年間のローマたいざいを終えてイギリスにもどったフローレンスは、今度こそ、なんとかカイザーウェルトに行きたいと思いました。しかし、チャンスはそうかんたんにはおとずれてきません。でもフローレンスは、あきらめません。まず、エンブリーのやしきの近くの村へ出かけていって、病人の看護をすることにしました。ここで、トリニタ・ド・モンティで学んだ看護法を使ってみました。でも、どうもうまくいきません。

(やっぱり、きちんとしたくんれんを受けてなければだめだわ。ああ、カイザーウェルトはいつのことかしら……。)

そのうえ、家ではフローレンスが病人の看護をすることさえ、おかあさんやおねえさんは、気にいりません。おねえさんはとうとうおこりだして、こんなことまで言いました。

「フローは、きっと、病気を家の中にもってきて、わたしをころすつもりなのね。」

カイザーウェルトには行けないし、家族はわかってくれないし、フローレンスは、ほんとうになきたい気持ちでした。

そんなとき、フローレンスに明るい知らせがとびこみました。ローマで知り合ったハーバート夫妻の紹介で、ロンドンの貧民学校ではたらくことができるようになったのです。二十九才のたんじょう日をむかえた、一八四九年春のことです。

フローレンスは、エンブリーやリー・ハーストのやしきよりも、ごみごみしたロンドンでの生活のほうが気にいったようです。日記には次のように書かれています。

《イギリスのべっそう地は、どの村からも、遠くはなれていて、村人たちのいたましい生活は、美しい林の後ろにかくされている。しかし、ロンドンでは、目をあけてさえいれば、馬車の上からでも、まずしい人人の生活ぶりを見ないわけにはいかない。》

フローレンスは、これまで、どんなにか、馬車からおりて、まずしい人人の住む長屋をたずね、病気で苦しんでいる母親を看病し、見すてられた赤んぼうのせわをしたかったことでしょう。でも、この時代のロンドンでは、そういうことは、なかなかできませんでした。わかい女性が、めし使いもつれないで、町に出ることなど、もってのほかだとされていたのです。

このころのイギリスでは、まずしい人と、ゆたかな人のくらしぶりには、大きなへだたりがありました。一方には、ナイチンゲール家のように、大きなやしきがあり、土地や財産があって、はたらかなくても、じゅうぶんにくらしていける人たちがいます。ところが、もう一方の、その何倍もの人たちは、いっしょうけんめいはたらいても、食べていくのにやっとでした。また中には、はたらきたくても仕事がなくて、うえ死にしそうな人もいたのです。

このころのイギリスではまずしい家の子どもは、学校に行きたくても、行けません。また、このころは、学校も先生も、不足していました。貧民学校とは、こういった、まずしい家の子どもたちのための、学校です。

フローレンスは、前から、教育の仕事にも、関心をもっていました。十八才のときの日記には、こう書いています。

《わたしは、看護婦になりたい。でも。それがだめなら教育の仕事がいい。それも、ふつうの子どもより、不良少年の教育がしたい。》

そんなフローレンスにとって、子どもたちに勉強を教えたり、いっしょに遊んだりするのは、楽しい仕事でした。そして、子どもたちとのつきあいを通して、まずしい家庭のくらしが、フローレンスたちのような上流階級のくらしとくらべると、どんなに不自由で、苦しいものかということが、よくわかりました。

でも、この仕事も長くはつづけられませんでした。また、おかあさんの反対です。

「上流の家のむすめは、そんなはしたない仕事をするものではありません。」

こうして、なにをやろうとしても、家族の反対でゆきづまってしまいます。フローレンスは、もう、頭がおかしくなりそうでした。急に気をうしなってしまったり、目はさめているのに、ゆめを見たりするようになりました。だれかとしゃべっていても、あいてがなにを言っているのか、わからなくなることさえありました。

試練のとき

こんなじょうたいのフローレンスに、つらいことが重なりました。

フローレンスが、以前から親しくしていた、リチャード・モンクトン・ミルンズという男性がいました。かれは、九年前、パーティではじめて会ったときから、フローレンスに恋してしまい、五年も前から、けっこんを申しこんでいました。フローレンスは、返事をのばしのばしにしてきたのですが、ミルンズはとうとう待ちきれなくなって、はっきりした返事を聞かせてほしいと、やってきたのです。

ミルンズは、フローレンスより十一才年上の四十一才で、財産があり、慈善事業に力を入れていました。かれがとくに力を入れていたのは、不良少年たちを、たちなおらせる仕事でした。小さいときから、おとなたちにひどいめにあわされてきて、だれもしんじなくなっている、この子どもたちに、ミルンズは、しんぼう強くはたらきかけ、いつしかしんらいを勝ちえるようになっていました。

フローレンスは、はじめのうち、ミルンズのことをなんとも思っていなかったのですが、しだいにかれの人がらにひかれるようになりました。それに、ミルンズが慈善家としてまずしい人や、こまっている人たちを助けようとしている気持ちは、フローレンスと同じなので、よいそうだんあいてになってくれていました。でもけっこんにはどうしてもふみきれません。

(神さま。どうして、よりによってこんなじょうたいのときに、こんな重大な決定を下さなくてはいけないのでしょう。)

きょうのミルンズはへやにはいってきたときから、いつもとようすがちがっていました。顔色が青ざめて、深刻な表情をしています。ミルンズは、かすれた声で、こう言いました。

「きょうは、重大な用事で来ました。」

フローレンスは、なぜかハッとしましたが、なんでもないふうをよそおって言いました。

「なんでしょうか。」

「フローレンスさん、きょうこそはっきり答えてください。あなたは、わたしとけっこんしてくれますか。」

フローレンスは、いっしゅん、息を飲みました。

（もうにげられない。そしてこの一言でわたしの一生は決まるのだわ。でも、なんて答えたらいいんだろう。リチャードさんはすきだ。できることなら、いつもいっしょにいたい。でもそうしたら、わたしの自由はうばわれる。わたしのつとめはどうなるのだろう。いや、そんなことはできないわ。）

さまざまな考えが、頭の中をかけめぐります。

（できることなら〝はい〟と言いたい。でもそれは言えない。今は言えない。）

「いいえ。」

フローレンスは、うつむいて、声のふるえをおさえて、やっとそう言いました。

「そうですか。それじゃ、わたしは……。」

ミルンズは、さびしそうに、それだけ言うと、ゆっくりドアのところまで歩き、それからしずかにドアの外に消えていきました。

フローレンスは、遠ざかっていくミルンズの後ろすがたを、いすの上で身動きもしないでじっと見つめていました。そしてろうかの足音も聞こえなくなると、かたを落として、悲しそうにため息をつきました。フローレンスにとって、ミルンズとわかれるよりほかに、どうしようもなかったのです。でも、そうかといって、あきらめきれるものではありません。日記には、こんなふうに書かれています。

《どういうことなのだろう……。わたしははずかしい……。でも、できることなら、あの人にもう一度会いたいという気持ちを、おさえることができない。わかれてからというもの、かれのことを思わない日はない。かれの同情をえられない人生なんて考えるだけでぞっとする。》

フローレンスが、ミルンズとのけっこんをことわったと聞いて、おかあさんは、がっかりしました。それから今度は、おこりだしました。

「あんなりっぱなかたの申しこみをことわるなんて。それも、五年間もけっこんするように思わせておいて、今になってことわるなんてレディーのすることじゃありませんよ。」

おかあさんは、フローレンスを社交界に売り出すためには、ミルンズはうってつけのけっこんのあいてだと思っていました。そんなおかあさんに、フローレンスの悲しみがわかるはずはありません。フローレンスは、ひとりで苦しむほかありませんでした。

そのうちに、また、外国旅行の話がもちあがりました。ブレースブリッジ夫妻が、エジプト旅行に出かけるので、フローレンスにいっしょに行くよう、さそったのです。夫妻は、このあいだの旅行で、フローレンスとはすっかりなかよくなっていました。それで、いやなことばっかりつづいて、からだも心もつかれはてているフローレンスをつれだして、少し、気晴らしをさせてやろうと思いました。

「フローは、あのままではほんとうの病気になってしまいますよ。どうでしょう、わたしたちといっしょに、エジプト旅行に出してみては。もちろん、わたしたちがせきにんをもって、おせわします。」

そう言われては、ファニーも反対はできません。ファニー自身も、心の中では、フローレンスが元気がないようなので、気にかかっていたのです。こうして、ブレースブリッジ夫妻とフローレンスは、エジプト旅行に旅だちました。

一行は、カイロから船でナイル川をさかのぼりました。フローレンスはピラミッドや、スフィンクスの、めずらしい風景に強く引きつけられました。また、エジプトの農民たちの生活にも関心をもって、村まで出かけていったりしました。

エジプトをあとにして一行はギリシアのアテネに向かいました。アクロポリスの丘に登ったとき、付近に住む男の子たちが、パルテノン神殿でつかまえたという、ふくろうの子どもをゆずってもらいました。動物がすきなフローレンスには、旅行のよい記念になりました。

旅行中フローレンスは、昼間のうちは元気そうなのですが、どうも夜になると考えこんで、ねつかれないようでした。そんなフローレンスを見て、ブレースブリッジ夫人は心配しました。

(ほんとうの原因は、わかっています。フローには、めずらしいけしきより、たいせつなことがあるのです。たとえ、ファニーが反対しても……。)

一行は、ドイツを回ってイギリスに帰ることになっていました。だから、フローレンスの行きたがっていた、カイザーウェルトにも二週間ぐらいなら、立ちよることができます。なやみ、苦しんでいるフローレンスを見て、ブレースブリッジ夫人は決さんには、あとでわたしがお話するわ。」

フローレンスは、以前から、おかあさんやおねえさんとのなかが、うまくいっていませんでした。それが、旅行から帰ってからは、ますますひどくなってきました。とくに、おねえさんのパーセノープとはうまくいきません。パーセノープは、小さいときから、フローレンスをそばからはなすのをきらいました。それが、フローレンスが、自分のあいてをしないで、まずしい人や病気の人のところへばかり出かけるようになったのですから、たいへんです。

「フロー。どうして、わたしのあいてができないの！」

急におこりだしたり、なきわめいたりするのも、一度や二度ではありません。三十一才にもなって、そんな子どもみたいなパーセノープを、フローレンスは、かわいそうに思って、はらをたてる気にもなりません。

旅行から帰ると、すぐ、フローレンスはリー・ハーストの近くの村人のための学校ではたらきました。すると、そのうちに、パーセノープが、こんなこと

自分の道を行く

心をかためました。

「ねえ、フロー。わたしたちはドイツでデュッセルドルフに二週間たいざいするの。あなたは、その間に、カイザーウェルトに行ってらっしゃい。おかあさんには、あとでわたしがお話するわ。」

一八五〇年七月三十一日。フローレンスはついにあこがれのカイザーウェルト学園に着きました。カイザーウェルトは、期待していたとおりの場所でした。なによりもすばらしいのは、ここではみんなが、生き生きとしてはたらいていることでした。

（はじめてなのに、ここはまるで、わたしが古くから住んでいた家みたい。どうしてなんでしょう、ここにいると、心が落ちついて、やすらかな気持ちになるのは……。もうわたしは、どんなことがあっても、まよったりしない。）

でも、二週間のたいざいでは、少しものたりませんでした。それで、なるたけ早い時期に、ぜひもう一度やってきて、看護婦になるためのくんれんを、きちんと受けたいと思いました。しかし、このねがいが実現するまでには、少し時間がかかりました。

を言いだしました。

「家にいて、わたしのせわをしてちょうだい。からだのぐあいが悪くてつらいの。」

「でも、たいせつなお仕事だからやめられないわ。それに、それほど悪いようにも見えないけど。」

「まあ、ひどい。フローは、わたしなんかがどうなっても、いいって言うのね。」

そう言って、パーセノープはなきじゃくりました。さわぎを聞いておかあさんもやってきます。

「フロー、それは思いやりのないやり方だわ。あなたが一年間も家をするにしていたのだから、パースはさびしくって、からだのぐあいまで悪くしてしまったのよ。」

そのあげく、フローレンスは、これから六か月間、おねえさんのせわをするよう、決められてしまったのです。着がえや、かみをゆう手つだい。買い物のおとも。おしゃべりのあいて……。ことわりきれなくて、しぶしぶやっていたフローレンスも、そのうちに、とうとうがまんができなくなりました。

(やりたいこともやれないで、さんざんめいわくをかけられて、苦しんでいるのは、このわたしのほうだわ。もう、こんなむりな注文は聞かないようにしよう!)

それで、六か月たったらきっぱりやめてしまいました。

ちょうどそのころ、フローレンスは、あるパーティで、ミルンズにばったり会いました。フローレンスが、けっこん申しこみをことわってから、半年ぶりの再会でした。ミルンズは、フローレンスのところへやってくると、陽気に言いました。

「ここのへやはずいぶんうるさいですね。」

ミルンズの態度は、いかにも、ただの知り合いだとでもいうふうでした。フローレンスの心はきずつきました。

(わたしは、あのとき、どんなに苦しんだことか。なのに、この人はもう、みんなわすれてしまったみたいだわ……。)

フローレンスはさびしさで、いっぱいでした。心の中では、ミルンズがまだあきらめていないことを期待していたのです。でも、九年間もあてもなく待ちつづけたミルンズに、このうえ、さらに待てというのはむりな注文でした。それから、二、三週間ののちに、ミルンズは、ほかの女性とけっこんしてしまいました。

ミルンズのけっこんは、フローレンスを打ちのめしました。でも、しばらくたつと、立ちなおってきました。そして、落ちつくと、すぎ去ったことを悲しんだのがうそのように思えてきます。

（もうだれにもたよれない。わたしもたよらない。ひとりで、自分の思ったとおりに生きていこう。）

フローレンスは、生まれてはじめて、目を開かされたように感じました。ねえさんのせわをことわったのも、フローレンスには、いいけいけんでした。家族の言いなりになっていたら、やりたいことはなにもできません。

（家族の人たちに、自分の気持ちをわかってもらおう、助けてもらおうと思ったのが、まちがいだった。正しいと思ったら、自分の手で道をきり開いていこう。）

ここ数か月のできごとから、フローレンスは、そう思うようになりました。

そこで、フローレンスは、カイザーウェルトに行きたいというきぼうを、はっきりとのべてみました。


思ったとおり、みんな大反対です。でも、もう、それで引きさがるようなフローレンスではありません。それに、ナイチンゲール家と親しい人たちが、みんなフローレンスの味方をするので、おかあさんとしても、むりにやめさせるわけにもいきません。

「じゃあ、いいでしょう。ただし、パーセノープがドイツのカールスバードの温泉に保養に行く間、表向きは、そのつきそいということにしましょう。フローは、ひとりでカイザーウェルトに行きなさい。だって、そんなことを知られたら、なんて言われるか。」

おかあさんは、しぶしぶ、承知しました。

こうして、フローレンスは、三十一才になった一八五一年の七月から十月まで、カイザーウェルト学園で看護婦になるためのくんれんを受けました。ここは、きびしいくんれんをするので有名でした。フローレンスの、おかあさんとおねえさんに送った手紙には、こう書かれています。


　毎朝五時に起きて、五時四十五分に朝食をとります。昼食は十二時。三時と六時に、ライむぎのお茶がでます。夕食は七時。朝食はパンだけ、昼食は野菜スープ、三時と六時はパン、七時には野菜スープ。

ぜいたくなくらしになれていたフローレンスにとっては、生まれてはじめて食べる、そまつな食事でした。でも、また、こんなにおいしく食事をするというのも、はじめてのことでした。手紙には、次のようにつけくわえています。

ここでの生活は、わたしに生きがいを感じさせます。おかげで、心もからだも強くなってきました。

またあるとき、フローレンスは、おかあさんに次のように、書き送っています。

もし、おかあさんが、心からわたしをしゅくふくしてくださったら、ここでの生活はどんなにすばらしいものになるでしょう。今、あなたが、わたしのことで心をいためてるのは、よくわかっていますが、いつかきっと、よろこんでもらえる日がくると思います。どうか、わたしをしんじ、手をさしのべてください。

三か月のくんれんを終えて、家族のもとへ帰ってきたフローレンスは、一生を看護の仕事にささげる決意をかためていました。

(カイザーウェルトでは、多くのことを学んだ。これからは、学んだことを、多くの人人のために役にたてたい!)

フローレンスは、学んだことをもっと生かすために大きな病院で仕事をしたい、と考えました。そこで、知り合いのマニング博士のしょうかいで、パリの大きな病院ではたらくことにしました。ところが、パリに着くとすぐ、おとうさんのおかあさんにあたる、ショアおばあさまがきとくという知らせがはいり、とんで帰らなくてはなりませんでした。フローレンスは九十五才のおばあさまが息を引きとるまで看護をすると、いそいでパリに引き返しました。そして、病院の仕事を始めようとしたとたん、はしかにかかってねこんでしまいました。

悪いことばかりつづくものです。フローレンスは、あまりの不運に、なくになけない気持ちでしたが、こんなことぐらいでくじけるフローレンスではありません。フローレンスはもうそろそろ、三十三才になろうとしていました。はしかからなおったフローレンスは、結局、パリではたらくのをとりやめにして、ロンドンで仕事をさがすことにしました。

このころ、ロンドンに、淑女病院といって、女性の家庭教師や、財産のない女性を無料で入院させる病院がありました。ちょうど、知り合いのハーバート夫人がここの委員をやっていて、フローレンスを病院のかんとくにすいせんしてくれました。ほかの委員の中には、フローレンスがわかすぎるとか、家がらがよすぎるとか言って反対する人もいましたが、どうにか、みとめてもらえました。

ところが、この知らせがつたわると、家ではまた大さわぎです。おねえさんは言います。

「パリに行くのをやめたかと思ったら、今度は、あんなきたない病院だなんて。きっとわたしたちへのあてつけだわ。」

おかあさんも口をそろえて言います。

「ナイチンゲール家のむすめが、病院のかんとくなんていうことが知れたら、もう社交界では、だれもあいてにしてくれませんわ。悪いうわさがたつにきまっています。」

けれど、おとうさんは、今度はフローレンスの計画に反対しませんでした。これまでおとうさんは、妻やむすめたちのいさかいにこまりはてて、いつも書斎ににげこんでいました。でも、今度は、そうしてはいられないと思ったのです。とくにこのごろのフローレンスの熱心さには感心していました。それになくなったショアおばあさまの看護のすばらしさはおどろくほどでした。おとうさんは、妻とむすめに次のように言いわたしました。

「わたしたちは、今までまちがっていたのかもしれない。もっと早く、フローの気持ちをわかってやるべきだった。それにもうフローは三十三才だよ。親があれこれさしずする年齢ではなかろう。慈善事業はりっぱな仕事だよ。けっしてはずかしいことではない。」

いつになく、いげんにみちたおとうさんのことばに、ふたりとも、だまってうなずくしかありませんでした。そしておとうさんは、フローレンスが自由に使えるお金として年に五百ポンド、あたえることにしました。

フローレンスは、このお金の一部を使って、病院にけいけんをつんだ婦長をやとうことにしました。また、この病院をやっていくうえで今までえた知識のすべてを生かしたいと思いました。

まず、病院として使いやすい新しいたて物をさがすことから始め、次次と、看護がやりやすいように、細かいところにいたるまで気を配りました。いちばんさいしょにやったのは、病人のねまきやシーツをせいけつにし、病室をすみずみまできれいにすることでした。当時の病院といえば、きたならしくて、いやなにおいのするものだと考えられていました。フローレンスは、そういう考えをあらためようと思ったのです。どの病室にもお湯が出るようにしたり、かん者がよんだら、すぐ看護婦が来れるようなベルを取りつけたりもしました。また、病人の回復には、えいようをつけることがいちばんと考え、おいしい食事がつくれるように、調理場をかいぜんしました。

フローレンスが仕事を始めてから、病院は見ちがえるようにきれいになり、かん者たちの顔色も明るくなりました。あんまりいごこちがいいので、ずっといさせてくれ、と言うかん者が出てこまったくらいです。

とにかく、この病院での仕事は、大せいこうでした。今までの苦しい努力はいっぺんにむくわれました。でも、これも、しばらくあとにくる、とてつもなく大きな事業のための、じゅんびのようなものでした。

クリミア戦争おこる

フローレンスが、淑女病院で大かつやくしているころ、トルコのクリミア半島ではたいへんな事件がおこっていました。

一八五三年の十月、ロシアとトルコが戦争を始めたのです。ロシアは寒い国なので、冬はどの港もこおって使えなくなってしまいます。そこで、どこかこおらない港を手に入れようとして、トルコのコンスタンチノーブル（今のイスタンブール）に目をつけたのでした。ところが、ロシアの勢力がヨーロッパに進出してきてはこまると考えたイギリスとフランスは、トルコに味方して、一八五四年三月、クリミア半島に軍隊を送りました。こうして、クリミア戦争が始まったのです。一八五四年の九月、アルマ川のほとりで、はげしいたたかいがありました。イギリス・フランス連合軍はたたかいには勝ちましたが、たくさんの死傷者を出しました。おまけに戦場でコレラが流行して、そのために死ぬ人もたくさんいました。

そんなとき、十月九日に「ロンドン・タイムズ」という新聞は、次のような記事をのせました。

たたかいは勝利に終わったが、たくさんの兵士がきずつき、死んでいった。イギリス陸軍がきずついた兵士たちを手あてするじゅんびをしていなかったため、かれらは、ひどいあつかいを受けている。食物も薬もなく、手あても受けずに放っておかれるので助かる命も助からない。ただ死ぬのを待っている。

このおそろしいニュースを、人人が信じたくない気持ちでいると、その二日後、また次のような記事がのりました。

ここには、負傷兵の手あてをするためのほうたいも、そえ木もない。ますい薬もないので、ますいなしで、手足を切断する手術が行われている。野戦病院は、まにあわせのひどいたて物で、中はきたなく、ベッドもシーツもなく、兵士たちは、血のしみついたよごれた毛布にくるまって、横たわっている。

また、こんな投書ものりました。

フランスでは、あまさんたちが、負傷兵の看護にあたっているという。イギリスには、かのじょたちのように、ゆうかんな女性はいないものだろうか。

この投書は、イギリスでたいへんなはんきょうをよび、戦場へ看護婦をはけんするべきだという声が国じゅうに高まりました。

もちろんフローレンスは、きずついた兵士たちのことで、心をいためていましたが、この投書を読み終わったしゅんかん、

（わたしが行かなくてはならない。）

と決意しました。それでさっそく、ちょうど軍務大臣をやっていたハーバートに会いに行きました。ところが、ハーバート夫妻はるすだったので、ハーバート夫人にあてて、おき手紙をしていきました。

わたしは、きずついた兵士たちを看護するため、看護婦をつれてクリミアへ行きます。ハーバートさまからも助言とえんじょをおねがいいたします。

同じころ、ハーバートは、フローレンスのことを考えていました。ハーバートは軍務大臣ですから、薬や食物はできるだけ、クリミアへ送らせましたが、それだけでは不足だと思っていました。

（だれか、有能な人が戦場へ行って、きずついたり、病気の兵士たちにゆきとどいた看護をしなくてはならない。病院もかいぜんがひつようだ。）

そして、考えたあげく、フローレンスにあてて、ペンをとりました。

あなたにおねがいがあります。きずついた兵士を看護できるような、看護婦を集めてほしいのです。そして、その看護婦たちといっしょに、スクタリにある陸軍病院へ行っていただきたい。とてもたいへんな仕事なので、むりにとは言えないのですが、このむずかしい仕事ができる女性は、イギリスじゅうをさがしても、あなたひとりしかいないと思っています。どうか、わたしのねがいが聞きとどけられることを、神にいのっています。

このふたりが、同時にあいてをいちばんたよりになる人だと考えたのは、すばらしいことでした。ふたりは気のどくな兵士たちをすくいたいという同じ考えにむすばれて、戦争の間じゅうずっと、そして戦後も、陸軍の衛生じょうたいをかいぜんするために、協力し、努力したのでした。

フローレンスが、看護婦部隊の総かんとくになってクリミアへ行くというニュースは、すぐに新聞にのり、大ひょうばんになりました。これまで、こん

なに有名になった女性はいなかったので、おかあさんやおねえさんは、大よろこびでした。

「フローは、看護の知識もあるし、病院のけいけんもあるから、じゅうぶん、やってくれるでしょう。」

「もちろんよ、おかあさま。わたしたちも、できるだけ力になってあげましょう。今までのことも、みんな、このためのじゅんびだったのね。」

ふたりは、今まで、さんざんフローレンスをなやませてきたのに、こんなことを言っています。

看護婦部隊ぼしゅうの知らせに、たくさんの女性がおしかけましたが、きちんとくんれんを受けた人は多くありませんでした。フローレンスは、ひとりひとりと会って、結局、三十八人をえらびました。病院ではたらいていた看護婦十四人、カトリックのあまさん十人、イギリス国教会のあまさん十四人の計三十八人でした。また、ブレースブリッジ夫妻も、いっしょに行ってくれることになりました。

一行は、一八五四年十月二十一日、ロンドンをたって、十一月四日に、トルコのスクタリに着きました。スクタリ病院は、丘の上の大きなたて物で、すっかりあれはてているようすは、新聞の報道以上でした。たて物に近づいただけで、むっとするにおいがただよってきます。中へはいると数えきれないほどの兵士たちが、よごれて、しめったゆかの上に、わらぶとんをじかにしいて、血やどろにまみれたぼろぼろの毛布にくるまってねていました。中庭は、ごみすて場になっていて、紙くずや、食べかすが山のようにつみ上げられていました。

「いたい。」

「苦しい。」

「だれか来てくれ……。」

「いっそのことところしてくれ!」

いたいたしいうめき声が、あちらこちらから聞こえてきます。そうかと思うと、

「うるさい、しずかにしろ、ねむれないじゃないか!」

と、どなる声が聞こえてきたりします。看護婦たちは、あまりのひどさに、声も出ないで、立ちすくんでいます。でも、フローレンスはぼんやりしてはいられません。さっそく、はたらき始めました。

ところが、調べてみると、病人や、けが人の看護のためにひつようなほうたいも、薬も、なにひとつ

ありません。それどころか、人間が生きていくうえで、なくてはならない、毛布、シーツ、タオル、石けん、コップ、ナイフ、スプーン、フォーク、ほうき、バケツ、ぞうきんといったものまで、なにひとつありません。

ハーバートは、それらの品はじゅうぶんに送ってあると言っていましたが、いったい、どこにあるのでしょう。送るほうも受け取るほうも、れんらくのしかたが悪くて、まちがったところへ送られて、またもとへ、送り返されたり、せっかく着いても、つみ上げたまま、放り出されたりしていました。結局、これらの品物が、きずついた兵士たちにとって、どんなにたいせつかということを理解していない、思いやりのない役人のせいでした。

でも、さいわいなことに、フローレンスは用心のために、自分のお金や、新聞社が集めた募金で、いちばんひつようだと思う品物を買いそろえて持ってきていました。はじめのうち、それがとても役にたちました。おかげで、兵士たちは、はじめて、きれいなふとんでねられるようになりました。きず口はきれいにあらわれ、新しいほうたいがまかれました。タオルなどの洗面道具もそろいました。

それに、食事もぐっとかいぜんされました。それまでは、食事といっても、なまにえの肉を切って配るだけでした。フローレンスは、専門の料理人をつれていって、おいしい料理をつくらせました。

そういうわけで、フローレンスと、看護婦たちは、兵士たちには、大かんげいを受けました。ところが、軍医や、もとからいる役人たちはちがいます。

「おい、ナイチンゲールとかいうでしゃばり女がわざわざこんなとこまで、やってきたそうじゃないか。ただでさえいそがしいのに、女のせわまでやっていられるか。」

「まあいい。放っておくさ。どうせ、そのうちいやになってにげだすさ。」

軍医たちは、こんなことを話していました。かれらにしてみれば、こんなひどいところで、少ない人手で、もうはたらくのにつかれきっていました。それだったら、心強い味方ができたと思ってもよさそうなのですが、長い間、戦争をつづけていると、他人をしんらいすることができなくなるようです。

「看護婦部隊をよこすなんて、本国のやつらの、おれたちにたいするあてつけじゃないか！」

こんなふうに、うたぐる者もいました。

フローレンスは、こういったことを、はじめからかくごしていましたから、おどろきません。そして、看護婦たちには、軍医や役人がどんなひどいことを言っても、けっしてはらをたててけんかをしたりしないようにと、言い聞かせました。

「いくらひどい連中でも、ここでは、協力しあっていかなくてはいけません。それに、看護婦部隊が、たよりになることがわかれば、きっと、軍医の態度もかわってくるはずです。」

変化は少しずつあらわれました。フローレンスは、うでのいいフランス人のソワイエという料理人をつれていったので、この人とそうだんして、重い病人のためのとくべつ食をくふうして配りました。くず湯や、ぶどう酒つきの食事は、兵士たちには何か月ぶりかのごちそうでした。ひょうばんを聞いた兵士たちは、みんなこのとくべつ食をほしがりました。そこでフローレンスは、うまい計画を考えました。

「このとくべつ食は、ちりょうのために出すのですから、軍医が処方しなければつくってあげられません。」

と、兵士たちにつたえたのです。それで兵士たちは、きそって軍医にたのみました。軍医も、病人のたのみでは聞かないわけにはいかず、フローレンスに頭を下げてたのむようになりました。

こうして、フローレンスは、少しずつ、この病院になくてはならない人になっていきました。また、わかい軍医たちの中には、フローレンスをしんらいして、協力してやっていこうとする人も出てきました。

でも、イギリスから遠くはなれたこんな場所で、死にかけた人たちを看護するのは、ほんとうにつらい仕事でした。きたないへや、まずい食事、きつい仕事。どの看護婦もこんなことははじめてでした。

「わたしは、もうとても、しんぼうできません。どうか、イギリスに帰らせてください。」

「あなたがたの仕事はつらいのは、わたしにもわかっているつもりです。でも、兵隊さんたちはもっとたいへんですよ。看護婦が帰ったと知ったら、がっかりします。それに、ひとりが帰りたいと言うと、ほかの人も帰りたいと思うようになります。それが心配です。もうしばらく、がまんしてみてくれませんか。」

「でも、もうわたしは、がまんできそうにもありません。」

このわかい看護婦は、今にもなきだしそうでした。フローレンスは、ため息をついて言いました。

「そう。それじゃ、ざんねんですけど、お帰りなさい。どうもごくろうさま。」

つづいて、ふたり、三人と仕事のつらさに負けて、帰っていった看護婦がありました。

のこった看護婦にも、いろいろと問題がありました。フローレンスは、こんなふうに書いています。


四十人の女性にさしずするのは、四千人の男性にさしずするよりもむずかしい。

そんなわけで、のこった看護婦の中で、最後まではたらいたのは、仕事もできるし、せいかくもいい人たちで、全部で十六人でした。中でも、五、六人たちは、すばらしい看護婦でした。フローレンスは、ハーバートへの手紙の中で、こう言っています。

この人たちは、その体重の金よりも、ねうちがあります。

がんばるフローレンス

病院のかいぜんは進みました。しかし、軍隊や役所の仕事は、めんどうなきそくにしばられていることが多く、フローレンスは、それともたたかわなくてはなりませんでした。

あるとき、シャツや毛布などの荷物が、もう倉庫にとどいていることがわかって、取りに行きました。ところが役人は、

「司令官のきょかがまだおりていないので、品物をわたすわけにはいきません。」

と言います。フローレンスは、こんなことになれっこになっていたので、はじめから、力の強そうな男を五、六人やとってつれていきました。フローレンスは、この男たちに、

「いいから、全部運び出しなさい。」

とさしずしました。青い顔をして、つっ立っている役人に、フローレンスは言いました。

「さあ、これで、わたしはひつようなものを手に入れました。あなたはあなたで、自分の見たことを本国に報告しなさい。わたしはかまいませんよ。せきにんはすべて負いますから。」

きそくのうえでは、フローレンスのやったことは、強盗と同じことかもしれません。でも、きずついた兵士たちが死にかけているのに、そんなことは言ってられません。

十二月もすえ近くなって、どうやら落ちついてきたころ、今度また、セバストポルというところで、はげしいたたかいがありました。けがをした兵士たちが千人も送られてくるという知らせがはいりました。でも、病院はもう満員で、病室からあふれた人たちが、ろうかにはみ出しています。もうこれ以上、かん者をつめこむことはできません。

フローレンスは、病院の中にある、半分やけたまま放ってあるたて物に目をつけました。これをかいぞうしようというのです。でも、役人たちは、つめたくこう言います。

「そんな予算は、とても出せませんね。本国に問い合わせてみなければ。」

そんなのんきなことを言っていたら、まにあいません。フローレンスは、トルコ人の大工を二百人もやとって、大いそぎで工事をさせ、やっとのことで、まにあわせることができました。思いきって工事をしなかったら、千人の兵士たちの命は、どうなっていたことでしょう。この工事のお金は、一部自分のお金から出し、のこりは、イギリスで集めた募金から出しました。

こんなふうにして、フローレンスは、昼間の間は、看護婦たちをさしずしたり、役人とかけあったりして、食事をとるひまもないくらいのいそがしさです。そこで、夜になって、看護婦たちがねしずまったあと看護婦をひとりつれて、病室を見回ることにしていました。

ランプを手にしたフローレンスが病室にあらわれると、しずかなどよめきがおこり、それが次次と広がっていきます。フローレンスはひとりひとりの兵士に声をかけながら、みんなのようすをみて回ります。

「少しは気分がよくなりましたか。」

「いたみのぐあいはどうですか……。」

「ほうたいをまき直してあげましょう。」

「きょうは、なにも食べなかったのですか。それじゃ、ミルクをあたためて持ってきましょう。」

兵士たちの心は、フローレンスがそばに来てくれるだけで、落ちつくのでした。中には、通りすぎていくフローレンスのかげに口づけをする兵士もいました。フローレンスが立ち去ると、あちらこちらで、ため息が聞こえます。そして兵士たちは、安心してねむりにつくのでした。

フローレンスが来てから、スクタリ陸軍病院は、すっかりかわりました。フローレンスが来るまで、兵士たちは千人のうち、なんと四百二十人も死んでいました。フローレンスが来て、半年後には、千人のうち死ぬ人は、二十二人にへったのです。これは、イギリス本国での死ぬ人のわりあいよりも、少ない数でした。

また、フローレンスは、よくなりかけた兵士たちのことも考えていました。かれらは、やることもないので、よく酒を飲んでよっぱらって帰っていきました。からだにも悪いし、お金のむだ使いでした。そこで、将校たちに、

「読書室や娯楽室をつくって、新聞やざっしをおいたり、ゲームができるようにしたらどうでしょう。」

とていあんしました。すると、

「あなたは、兵隊どもが、本なんか読むと思っているのですか。」

いかにも、兵士たちをばかにした調子です。フローレンスは自分がばかにされたような気がして、はらがたちました。

「それなら、もうたのみませんわ。自分でつくってみます。」

できあがってみると、読書室も娯楽室も大こうひょうで、満員で、はいりきれないほどです。れいの将校もやってきて、きまりが悪そうにしながら、ざっしを読んだりしていました。

それから、フローレンスは、兵士たちから酒を取りあげるだけではかわいそうだと思ったので、喫茶店をつくりました。これもまた大はんじょうです。

その次は、こうやってういたお金を貯金して、イギリスの家族に送ることを兵士たちにすすめました。わずか半年のうちに、兵士たちが本国に送った金額は、七万一千ポンドという額にたっしました。

こうしてスクタリの病院は、しだいに、落ちついてきました。でも、クリミア戦争で苦しんでいる兵士たちは、ここだけではありません。フローレンスは、クリミア半島にわたって視察をする決心をしました。

クリミア半島は、スクタリからボスポラス海峡をわたった対岸にあります。激戦のたたかわれたセバストポルがある半島で、イギリス軍の病院が、四つあります。これら四つは、たがいに遠くはなれて、不便でした。一日じゅう、うまの背なかにゆられ、雨に打たれる旅は、よういではありません。

だが、それ以上にフローレンスを苦しめたのは、ここでも、いじわるな役人たちでした。

「ナイチンゲールは、スクタリのせきにん者かもしれないが、ここでは関係ない。」

はげしい仕事で弱っているからだに、きつい旅がつづき、そして気苦労の多い病院の視察……。フローレンスは、とうとう病気でたおれてしまいました。一八五五年五月、イギリスを出てから半年がすぎていました。

「どうもクリミア熱のようです。ぜったい安静にしなくてはなりません。」

しんさつした医者は、言いました。クリミア熱というのは、当時クリミアではやったおそろしい伝染病で、うとうとねむりつづけているうちに、からだが弱って死んでしまう病気でした。

この知らせは、またたくまに、かく病院や、本国イギリスにつたわりました。その知らせに、いちばんなげき悲しんだのは、スクタリの兵士たちです。

「神さま。どうかミス・ナイチンゲールの命をお助けください。」

「あんなやさしいかたをお見ごろしになるくらいなら、一度死にかけたわたしの命をうばってください。おねがいします。」

顔をかべに向けてなきだす兵士もいます。今や、病院じゅうが、フローレンスの容態を、見守っています。

フローレンスは、ねつのせいで、意識をうしなっています。ときおり、苦しそうなくちびるから、ことばがもれますが、だれも聞き取れません。数日間、生死のさかいをさまよっていたフローレンスでしたが、ようやくねつが下がり始めました。

〝ミス・ナイチンゲール、きとくからだっする〞

待ちかねたように、本国に電報が打たれます。スクタリの病院では、どっとかん声がわきました。フローレンスは、クリミア熱から、きせき的に、よみがえったのです。

病気はなおりました。しかし、つかれきって、弱ったからだに、これまでのようなきつい仕事は、もうむりです。

「イギリスにお帰りなさい。せいようがひつようです。これは医者としての忠告です。」

こんな医者のことばにも、フローレンスは耳をかたむけません。

(わたしが帰ったら、帰りたくなる看護婦が出てくるにちがいない。それに兵士たちはどうなるだろう。きずついて、わたしをひつようとしている兵士たちは……。)

フローレンスは、もう自分のからだのことなど、かまっていられない気持ちでした。まるで、クリミア熱にたおれたときに、自分の命をすててしまったかのように。

スクタリにのこったことで、フローレンスのひょうばんはますます高まりました。そして、よく六月には、ロンドンで、フローレンスに感謝する会が開かれました。

おかあさんは、それがよほどうれしかったとみえて、そのばん、さっそくフローレンスに手紙を書きました。


わたしは、今夜ほど感動したことはありません。それで、もう夜中ですけれど、書かずにはいられませんでした。ハーバートさんやそれにミルンズさんも演説してくださって、みんなとても感動して聞いていました。あなたは、子どものころから名誉をほしがりませんでしたが、きょう、わたしたちにすばらしい名誉をあたえてくれたことをうれしく思います。わたしとパースは、気おくれがしてひかえ室に引っこんでいましたが、会場のようすは手にとるようにわかりました。きっとあなたに見ならう子どもたちが出てくるでしょう。

この会合の席上で、募金が行われ、フローレンスが自由に運営できる看護学校をプレゼントしよう、という話になりました。その募金の額はじつに四万一千ポンドにものぼりました。

それからしばらくたってはげしかった戦争も、ようやく終わり、よく年の三月に講和条約がむすばれました。兵士たちは、本国の病院に送り帰され、看護婦たちも帰っていきましたが、フローレンスは、ひとりのこりました。

フローレンスが、スクタリにわたってからもう二年近くたっています。たくさんの兵士たちが、フローレンスのうでの中で死んでいきました。そして、それよりもさらに多くの兵士たちが、戦場にたおれました。

クリミア戦争とは、いったいなんだったのでしょう。戦争が終わるたびに、どちらのがわも、自分のほうはなにもしないのに、あいてがせめてきたと言います。どっちの言い分が正しかったにせよ、結局、戦場できずつき、死んでいくのは、町や村からかり集められた兵士たちです。

フローレンスは、毎日、丘の上の墓地に行って、この人たちのためにいのりました。そして、ここに、死んだ勇気のある人たちのために、まっ白な十字架を立てました。今でも、その十字架は、黒海を通る船からよく見える、という話です。

たたかいはつづく

いよいよ、イギリスへ帰る日がきました。一八五六年七月、正体を知られないように名まえをミス・スミスとかえたフローレンスは、フランスの汽船に乗りました。イギリス政府は、軍艦をむかえに出して、さかんなかんげいをしようと計画していましたが、フローレンスは、きっぱりことわりました。今のフローレンスは、死んだ兵士たちといっしょでした。おまつりさわぎは、わずらわしいだけです。

リー・ハーストについたときには、もう日がくれかかっていました。フローレンスは、黒い服を着て、小さなバッグをかた手に、たったひとりで、わが家の門をはいりました。

「今ごろ、いったいだれだろう。」

家政婦のワトソンは、ふしぎに思ってまどからのぞいてみました。近づいてくるすがたは、たしかにフローレンス、その人です。

「あ！　フローレンスおじょうさまが……。」

ワトソンはなきながら、とび出していきました。ワトソンにだきかかえられるようにして歩くフローレンスは、かすかに、ほほえんでいるようでした。

二年ぶりに会った父母の目にフローレンスの顔は、以前よりもずっとやせて、やつれて見えました。そして、なにかのひょうしに、とても、きびしい表情をすることがありました。それから、ふと、われに返ったように、以前とかわらない、やさしい表情にもどるのでした。

とにかく、フローレンスが、つかれきっているのは明らかでした。家族も、友人も、ゆっくり休養をとることをすすめました。でも、フローレンスは、帰ったよく日から、次の仕事を始めました。

フローレンスがやろうとしていたのは、なんだったのでしょう。フローレンスは、日記に次のように書いています。

《わたしはころされた兵士たちとともにいる。わたしは生きていくかぎり、この人たちの命をうばった者たちにたいして、たたかいつづける。》

兵士たちの命をうばった者とは、いったいだれのことでしょう。

《政府の役人どもは、わたしたちが、戦場に行っている間、自分の子どもたちに、すきなだけぜいたくをさせていた。それなのに、わたしは、わたしの子どもたち（兵士たちのこと）が、血とどろによごれた毛布にくるまって、なまにえの肉を食べさせられているのを、この目で見なければならなかった。しかも、わたしの子どものうちの九千人は、さけようとすれば、さけられたかもしれない、さまざまの原因によって、今はわすれさられた異国のはかの中にねむっている。でもわたしは、けっして、かれらのことをわすれはしない。》

でも、フローレンスは、政府の役人だけの罪だとは、思っていませんでした。いちばんのてきは、陸軍の古くさくて、現実ばなれした制度でした。兵士たちは、そのために、ひつような品物も手にはいらず、満足なちりょうも受けられなくて死んでいきました。陸軍にとっては、兵士たちの命を守ることよりも、きそくどおりにすることのほうがだいじだったのです。フローレンスは、兵士たちが、むだ死にをしないですむような、合理的な制度をつくらなければいけない、と考えました。

フローレンスは女性ですから、公の職につくことはできません。そこで、シドニー・ハーバートに、助けをもとめました。ふたりは、あらゆる問題について話し合い、作戦をねりました。しかし、古い考えの役人たちは、なかなか頭をきりかえようとしません。中でも、いちばんやっかいなあいては、陸軍大臣のパンミュア卿でした。

(女なんかに命令されるのは、まっぴらだ。)

そういう考えのパンミュア卿は、フローレンスの意見にことごとく反対します。だが、フローレンスも負けていません。

(わたしのたたかいは、まだ終わってはいない。今ここで負けたら、あの兵士たちの死に、むくいることはできない!)

さすがのパンミュア卿もゆずらないわけにはいきませんでした。フローレンスの考えは少しずつ取り入れられていきました。年を重ねるうちに、陸軍病院や兵舎はかいぜんされ、兵士のけんこう管理をする委員会もできました。

あと一歩です。フローレンスは、そう思いました。


ところがそのとき、不意に悲しいできごとがおそいかかりました。ハーバートが、たおれてしまったのです。ハーバートは、フローレンスのかわりにたったひとりで、たくさんのてきとたたかううち、からだにむりをして、腎臓を悪くしてしまったのです。それで、軍務大臣をやめて、休養をとると言いだしました。それを聞いて、フローレンスは、おこります。

「あなたは勝負を投げだすんですか。勝利は目の前にあるのに。」

ハーバートは公務から引退して、せいようしました。でももう手おくれで、とうとう死んでしまいました。まだ五十一才でした。臨終のまぎわに、かすかな声でこうつぶやいたということです。

「気のどくなフローレンス……。わたしたちの共同の仕事……まだ終わってないのに……やってみたのだが……。」

ハーバート死去の知らせを聞いたフローレンスは、うちのめされました。

(あんないい人をわたしはせめた。ハーバートはせいいっぱいやっていたのに。わたしがハーバートをころしたようなものだ。)

しかし、いつまでもなげいてはいられません。ハーバートとの共同の仕事をこれからは、ひとりでやっていかなくてはなりません。けれども、ハーバートなしでは、陸軍のかいかくはもう不かのうでした。

(もうこれ以上、軍隊をあらためていくことはむりだ。それに、苦しんでいるのは、兵士ばかりではない。)

フローレンスは、クリミア戦争から帰ってから、軍隊のかいかくにぼっとうしてきました。でも、ほかにもやらなくてはいけないことがたくさんあるのはよくわかっていました。病院ひとつとってみても、町の病院も軍隊の病院以上のひどさです。

こうして、フローレンスは、軍隊とはなれて、医療や衛生の、さまざまな分野の仕事に手を広げていきました。しかし、長い間、からだにむりな仕事をしてきたために、もうからだがいうことをききません。

フローレンスは、ベッドの上でたくさんの手紙を書き、報告書や論文をまとめました。そのはたらきぶりには、目を見はるものがありました。

とくに力を入れたのは、看護婦の教育でした。一八五九年七月には、クリミア戦争のときにフローレンスによせられた基金によって、セント・トーマス病院に、〝ナイチンゲール看護学校〟が開かれました。フローレンスは学生たちに、自分で教えることはできませんでしたが、学生たちをへやによんだり、手紙を書いたりして、自分の体験をなんとかつたえようとしました。この卒業生たちが、やがて世界かく地にはけんされ、げんざい行われている看護のきそをつくるのです。

そんなフローレンスに、ある日、政府からのたのみがきました。エジプトにはけんするので、看護婦をしょうかいしてほしいというのです。フローレンスは、遠いむかしを思い出しました。看護婦なんて家のはじだと言って、みとめてもらえなかった、わかいフローレンスが、ぜつぼうのさなかに見つめた青いナイル川とピラミッド……。今そこへ、政府から正式にはけんされて、看護婦が行くのです。

(もう、看護婦が、あやまってみられる時代ではなくなったんだわ。わたしの、あの苦しかったたたかいは、こうしてじょじょに花開いて、受けつがれていく……。)

フローレンスの目に、キラリと光るものがありました。どんな名誉よりも、勲章よりもうれしい、おくりものでした。一八八四年、フローレンスが六十四才のときのことです。

こうして、いっときも休むことなく活動をつづけたフローレンスですが、病気と年齢のおとろえには、勝てませんでした。七十才をすぎたころから、目が悪くなり、耳は遠くなりました。世界じゅうの人人が会いたがりましたが、ごく親しい人をのぞいては、ことわって、しずかにくらしました。はげしくたたかいつづけたフローレンスは、今静かな休息をもとめていたのです。

フローレンスの、落ちつける家はなかなか見つからなくて、まわりの人は苦労しました。最後には、おねえさんのパーセノープの夫である、ハリー・バーニー卿の家が気に入って、晩年はそこでくらしました。パーセノープは、フローレンスがクリミアに出かけたのち、やっと落ちついて、バーニー卿とけっこんしていました。

わかいころのフローレンスは、やせていて、やさしい中にも、きびしい顔つきをしていました。年をとってからは、少し太って、美しい花にかこまれ、ねこと遊ぶのがすきな、人のいいどこにでもいるおばあさんでした。

そして一九一〇年八月十三日、フローレンス・ナイチンゲールは、永遠のねむりにつきました。九十才のしょうがいでした。

ナイチンゲール死去の知らせを聞いて、クリミア戦争で生きのこったふたりの兵士がかけつけてきました。もう八十才をこえたふたりは、ひつぎにずっとつきそって、なきました。

イギリスでは、国のためにつくした人は、ウェストミンスター寺院にほうむられるのがしきたりですが、本人のきぼうで、フローレンスは、両親のねむるイーストウェローにほうむられました。墓石には、ただ一行〝F・N 一八二〇年生まれ、一九一〇年没〟とほられて、今もそこに、しずかにねむっています。

あとがき——ナイチンゲールと私たち

ナイチンゲールの一生をたどってみて、あなたはどう思いましたか。彼女に親しみをかんじましたか。それとも、あんまりすきになれませんでしたか。

たとえば、フローレンスに親しみを感じた人の中には、自分も、小さい頃のフローレンスのように、はじめて会う人の前では、かたくなってしまうという人も、いると思います。また、フローレンスとおかあさんやおねえさんが、どうしてわかりあえないのか、ふしぎに思った人もいるのではないでしょうか。

それから、クリミア戦争のときの、フローレンスの兵士たちへの思いやりや、すばらしい働きぶりに感心した人もいるでしょう。また、あんなに熱心に思ってくれたミルンズのプロポーズを、自分でもすきなくせにことわってしまうなんて、へんな人だと思った人もいるかもしれませんね。

私の思うには、どう感じてもいいのです。むしろ、みなさんのひとりひとりが、ちがった感じ方をするのが当然だと思います。人間は、今どんな生き方をしているかによって、感じ方もちがってくるものですから。

ですから、みなさんが、もう少し大きくなってからこの本を読んだら、今とはちがう感じ方をするかもしれません。できたら、もうあと何年かたってから、もう一度読んでみてください。

ところで、フローレンスのように、自分のやりたい仕事をする女性は、結婚をしたくてもできないのでしょうか。私はけっしてそんなことはないと思います。フローレンスの場合も、ミルンズがもう少し待ってくれたらどうなったかわかりません（こんなふうに、いろいろと想像してみるのも伝記を読む楽しみのひとつです）。それに、フローレンス自身も、看護婦になる女性は、できれば結婚したほうがいいと言っています。

日本でも、結婚してからもりっぱに仕事を続けている看護婦さんは、たくさんいます。もちろん、結婚しなければ幸福になれないわけではないし、結婚しても不幸な人もいます。人間の生き方はさまざまです。

ただ、自分のやりたい仕事をしている女性が、結婚してからも、その仕事を続けるのが、なかなかたいへんなのは、今も昔もかわりないようです。そのために、今でも、仕事にうちこむ女性が、フローレンスのように、結局「仕事か結婚か」どちらかをえらばなくてはならないことがあります。

男性が、「仕事か結婚か」といってまようことはほとんどないのにどうして、女性だけそういうことでなやまなければいけないのでしょう。今も昔も、女性のほうが生きにくい社会であることにかわりがないからでしょうか。

子どもを育てながら働くことがたいへんなのは、たしかです。でもその苦労が少なくてすむような社会のしくみになっていて、しかも、まわりの人、特に結婚したあいての男性が、働く女性の立場をよく理解していれば、ずいぶんちがってくるはずです。そういう意味で私をふくめて、男性の責任は重大です。

ですから、この本は、女の子だけではなくて、男の子にも、ぜひ読んでほしいのです。もしこの本を読んで、フローレンスの生き方に関心をもった人は、どうか、ほかの人にも、特に男の子に、読ませてあげてください。

本項は、宮本真巳著『ナイチンゲール―たくましく美しく看護の道をひらいた人』（文研の伝記7、文研出版、一九七六）より、版元である文研出版の許可を得て本文を再掲したものである。ただし一部、改行、読点等に変更を加えた。

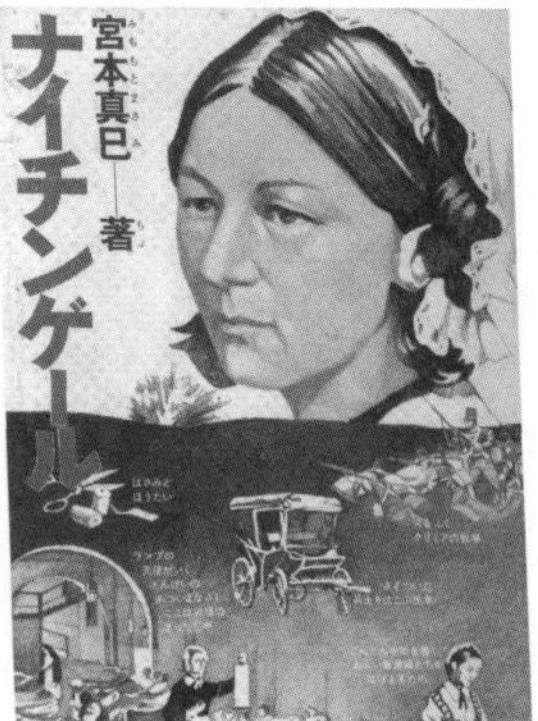

◉本書に登場するナイチンゲールの伝記

1892（明治 25）	竹越竹代『婦人立志篇』(p.31)
1894（明治 27）	徳富蘆花「史談 修羅場裡の天使（ナイチンゲール女史の事跡）」(p.30)
1913（大正 2）	Cook, Edward "The Life of Florence Nightingale" (p.3, 35, 124)
1918（大正 7）	Strachey, Lytton 'Florence Nightingale' *In* "Eminent Victorians" (p.3, 35, 49, 130)
1921（大正 10）	村田 勉『フロレンス・ナイチンゲール孃伝』(p.37)
1939（昭和 14）	〈翻訳〉リットン・ストレーチィ（岩崎民平 訳）『ナイティンゲール評傳』(p.49)
1940（昭和 15）	宮本百合子「フロレンス・ナイチンゲールの生涯」（『明日への精神』所収）(p.50, 131) 〈翻訳〉リットン・ストレイチ（龜井常蔵 訳補）『フロレンス・ナイチンゲール』(p.35)
1941（昭和 16）	岡田禎子『ナイティンゲール傳』(p.52)
1950（昭和 25）	Woodham-Smith, Cecil "Florence Nightingale, 1820-1910" (p.42, 124)
1955（昭和 30）	住井すゑ『ナイチンゲール』(p.56) 村岡花子『赤十字のおかあさん ナイチンゲール』(p.58)
1958（昭和 33）	三木澄子『ナイチンゲール』(p.55)
1966（昭和 41）	吉岡修一郎『もうひとりのナイチンゲール』(p.124)
1972（昭和 47）	村岡花子『戦場の天使 ナイチンゲール』(p.60)
1973（昭和 48）	〈翻訳〉セシル・ウッダム - スミス（吉田新一 訳）『クリミアの天使 ナイチンゲール』(p.60, 124)
1974-77 (昭和 49-52)	『ナイチンゲール著作集』全 3 巻 (p.42)
1976（昭和 51）	宮本真巳『ナイチンゲール―たくましく美しく看護の道をひらいた人』(p.123, 135)
1981（昭和 56）	〈翻訳〉セシル・ウーダム・スミス（武山美智子、小南吉彦 訳）『フロレンス・ナイチンゲールの生涯』(p.42)
1991（平成 3）	〈翻訳〉パム・ブラウン（茅野美ど里 訳）『ナイチンゲール―現在の看護のあり方を確立した、イギリスの不屈の運動家』(p.102)
1993 ～ 94 (平成 5 ～ 6)	〈翻訳〉エドワード・クック（中村妙子 訳）『ナイティンゲール―その生涯と思想 I ～ III』(p.35)
2015（平成 27）	藤田和日郎『黒博物館 ゴースト アンド レディ』(p.73, 78)

索引

| 欧文 |

| あ |

| か |

| さ |

ナイチンゲールの越境 7・伝記
創造《つく》られたヒロイン、ナイチンゲールの虚像《きょぞう》と実像《じつぞう》

二〇二二年六月一〇日　第一版第一刷発行〈検印省略〉

著者　中島俊郎《なかじまとしろう》　松野修《まつのおさむ》　山﨑麻由美《やまざきまゆみ》　山中千恵《やまなかちえ》
けいろー　岩田恵里子《いわたえりこ》　加納佳代子《かのうかよこ》　宮本眞巳《みやもとまさみ》

発行　株式会社 日本看護協会出版会
〒一五〇-〇〇〇一　東京都渋谷区神宮前五-八-二　日本看護協会ビル四階
〈注文・問合せ／書店窓口〉TEL〇四三六-二三-三二七一　FAX〇四三六-二三-三二七二
〈編集〉TEL〇三-五三一九-七一七一
https://www.jnapc.co.jp

装幀　齋藤久美子

印刷　株式会社フクイン

 ISBN978-4-8180-2420-5